椰子油的妙用

The
Coconut
Oil

布魯斯・菲佛（Bruce Fife）◎著
王耀慶◎譯

晨星出版

推薦序一

超級食物：椰子油

自從推薦「油漱療法的奇蹟」一書給晨星翻譯成中文出版後，我就好奇地嘗試書中建議的椰子油漱口，它居然把長久困擾的牙床流血治好了，於是拋開過去有關椰子油是飽和脂肪，容易引起高膽固醇及心血管疾病的錯誤訊息，全心投入椰子油的探討，閱讀了很多椰子油相關的書籍，並藉機去實踐、感受，把其心得與課堂裡的學友分享，獲得了很多粉絲們的支持，不知不覺椰子油躍升爲我的第四愛。

椰子油除了具有一般飽和脂肪能耐高溫，不易氧化、酸化的特色外，其最大的賣點在於含有高濃度，以月桂酸爲主的中鏈脂肪酸，就是因爲這個賣點，讓椰子油擁有外敷內用，道不盡好處的生化作用。知名的美國抗老化權威——裴禮康醫師，在其名著：永保青春裡誇耀椰子油是一種超級食物，每天都該吃的飽和脂肪，裴禮康的招牌是讓瑪丹娜永遠年輕十二歲，有他背書的食材，我都深信不疑。

中鏈脂肪酸的特色

油脂的結構是碳（C）的串聯，碳與碳之間稱爲鏈或鍵，鍵愈多，分子量愈大，即黏性較強，分解，利用率較慢，有人把碳譬喻爲坐在巴士內的乘客，乘客愈多，則下車的速度愈慢。中鏈脂肪酸的碳數在8～10間，長鏈脂肪酸的碳數可達20以上，所以消化的過程需要膽汁，脂肪酵素做爲媒介，比較前者複雜很多。中鏈脂肪的好處就在不必經由膽汁的乳化、分解及小腸的進一步消化，就直接透過肝門靜脈到肝臟，因此利用率快，不會屯積，日本某健字號的油，標示不會屯積脂肪，而其主要成分就是萃取自椰子油的中鏈脂肪酸。

椰子油因含有高濃度的上述中鏈脂肪酸，目前躍居爲可以外敷內用的功能性油脂。

外敷、油漱與內用三相宜（or三合一）

(1)椰子油因分子量較一般的油脂小，不會油膩，適用於頭髮，皮膚的保養，也可以當作按摩油，通常人們接觸到油脂時，會迫不及待趕快擦拭掉，但接觸到椰子油時，可以藉機塗抹任何想潤滑保養的部位，像在廚房烹調時，手很容易黏到椰子油，我都會趁機磨擦手臂或按摩頭髮，每次刮完鬍子時，一定會抹些椰子油，享受其香味及滑潤感。(2)天氣較冷時，皮膚容易乾燥，龜裂或搔癢，可以椰子油代替一般含有香料添加物的乳液，省錢方便又好用。(3)月桂酸具有殺菌，抑制眞菌，病毒的作用，因此椰子油除了保養皮膚外，也廣泛的使用在皮膚病上。

椰子油的醫療輔助效果

1 椰子油可以減肥？

油脂有助於減肥沒有人相信，但是我相信椰子油可以減肥。幾乎每一本討論椰子油的書都會提到這個效果。拜中鏈脂肪酸之福，椰子油的升熱作用很快，升熱作用提高基礎代謝，通常基礎代謝低者，容易累積脂肪，因此一旦積肥，則不容易減肥。椰子油不像其他的脂肪，易於存留在人體，壓迫或干擾到週邊器官或腺體如甲狀腺，專家認爲甲狀腺如果沒有受到干擾，比較有發揮功能的空間，像是提高基礎代謝，燃燒熱能。

2我的最怕：老人痴呆症

我的親友都知道我最怕得老人痴呆，又偏偏有東忘西忘且遺失東西的習慣，現在除了有黑巧克力外，還有椰子油當靠山，很難想像手提袋裏隨時有黑巧克力及椰子油膠囊，兩者當零嘴混著吃，再配一顆仁丹口涼晶球，好吃又提神，希望能遠離老人痴呆症。

前一陣子，我的高中同學九十幾歲的媽媽，因爲食用椰子油，恢復了記憶力，居然可以叫出她孫兒的名字，消息傳出去，有一陣子台北市幾乎買不到椰子油，都被孫子們買去給年紀大的長輩食用了。我朋友的一隻十八歲的老貓，突然大小便不在貓沙上，到處亂丢，搞得全家臭氣沖天，我靈機一動建議她給貓吃椰子油和椰絲，兩個禮拜後奇蹟似的恢復正常。我非常自豪這次親自導演的動物實驗，到處炫耀這個發現，不由得成爲椰子油達人。

椰子油對失智症有效已不是新聞，主要的原因是大腦失去利用葡萄糖（血糖）來產生能量的機制，這個能量轉換的缺陷，使腦細胞挨餓，削弱承受壓力的能力，結果是快速老化、退化，導致所謂癡呆。早期醫學界認爲腦細胞功能衰退是不可逆的，所以默認老人癡呆是自然現象，現在進步的醫學推翻了這個觀念，努力的想辦法挽回包括失智症在內的腦功能衰退現象。食物中如咖啡，巧克力，椰子油也被認爲具有這種效果。建議用正面樂觀，每天快樂的把這三個寶貝調配成自己喜愛的享用方法就對了。

椰子油有助於老人癡呆症的研究，以本書的作者，椰子油專家布魯斯•菲佛最積極，也最有心得。

3椰子油萃取的中鏈脂肪酸可以靜脈注射！

在國外有些醫院已經開始用中鏈脂肪酸靜脈注射給急需能量的病人，如消化道極度虛弱，癌症病人或愛滋病人，可見中鍵脂肪酸真正能在細胞內快速轉變成能量，有那一種油具有這種本事？

王老師的新愛

(1)**油漱淨化**：5㎖左右的油或膠囊兩顆咬破含在口裏，用力漱口5～10分鐘，口水大量湧出後吐掉，用溫水漱口，沖牙或刷牙。油漱時可同時含一顆仁丹口涼晶球，口齒芬芳，口水加倍，效果最佳。

(2)**外敷滋潤皮膚**，泡完熱水澡後，或睡前按摩腳底，效果最好。

(3)**調和油**：等量的椰子油與橄欖油融合在一起，涼拌熱炒皆宜。

(4)**椰子油醬**：以等量的發芽種子粉（芝麻粉，亞麻仁籽粉或鼠尾草粉）或芝麻醬融入油裏攪拌均勻後置於冰箱（冬季室溫23度以下時可於室溫保存）。椰子油醬同時含有飽和，不飽和脂肪，纖維，蛋白質，礦物質，維他命，塗抹麵包或餅乾，拌飯或麵包，風味及營養均佳。

(5)**爆米花**：椰子油約半湯匙，好鹽少許，置於平底鍋攪拌後放入兩把爆米花用玉米，蓋上鍋蓋，小火約10分鐘。（聽到爆米花跳舞的聲音）

自然派藥師　王康裕

推薦序二

椰子油的威力

說到椰子油的奧祕，不外乎就是「中鏈脂肪酸」（medium-chain fatty acid）與其轉換後的「酮體」（ketones）。如果能掌握這兩個關鍵重點以及他們的延伸意義，椰子油的祕密就解開了。椰子油相關的書籍、文獻中，我最喜歡的一本是Mary T. Newport, M.D.所寫的「Alzheimer's Disease – What If There Was a Cure?：The Story of Ketones」。

強烈推薦對阿茲海默症、椰子油、中鏈脂肪酸有興趣的人看這本書。據說我爸爸高中的同學用椰子油改善了他媽媽的阿茲海默症，就是因爲看了這本書。

而實驗結果也證實，中鏈脂肪酸能「越過」肝臟轉換酮體這個階段，直接提供ATP能量分子給腦細胞。這結果同時解釋了爲何在某些肝臟酮體轉換不足的阿茲海默或類似症狀病患身上，中鏈脂肪酸的攝取仍有助於病情的改善。這些實驗同時也顯示出，有感染或發炎的狀況會降低酮體的新陳代謝，並解釋了爲何某些人在服食椰子油或中鏈三酸甘油脂後病情沒有改善。

我平時也有用椰子油油漱的習慣，一天早晚二次。我按照《油漱療法的奇蹟》一書作者的推薦，使用本身就具有殺菌作用的椰子油，這眞是非常好的建議，椰子油質地不似橄欖油濃調、味道清香，長時間油漱後的感覺不油膩、更是讓整個口腔充滿椰香。

而有在抽煙的我，也因爲油漱而牙齦停止出血了；而在約一個多星期的時間後，口腔左側內膜的粗糙區塊變整個消失，恢復成跟其他口腔內膜一樣的光滑、細緻，之前偶爾會產生的血泡，至今也從未再發生過。這樣的結果，除了印證《油漱療法的奇蹟》中理論與案例外，讓我更是心甘情願的持續每天二次的油漱，也讓人不得不佩服椰子油的神奇功效！

律師　王耀慶

瞭解脂肪於飲食中的定位

時至今日，僅有少數的脂質（lipid）（fat，脂肪）研究人員熟知椰子油內含特殊飽和脂肪的神奇健康功效。醫療保健業相關人員則大多因爲不知悉這些功效，加上對食用脂肪的普遍誤解，而拒絕接受椰子油。但是，這個現象隨著更多人開始認識到熱帶油脂中所含驚人營養價值與療效之下，正在逐漸改善中。

在本書中，讀者可以瞭解到並非所有的飽和脂肪都是不健康的。飽和脂肪族群中的一部分，反而對於促進人體健康有正面的影響。本書簡潔的摘要了脂質研究人員已經開始慢慢發現及瞭解，在人類母乳與椰子油中存在著某一類飽和脂肪——中鏈脂肪酸（medium-chain fatty acid）具有的顯著健康功效。書中提及的事蹟除了引人入勝之外，更能對你的健康有著深層影響。

願意花時間來閱讀本書的讀者，可能會對這些飽和脂肪所帶來的健康好處感到驚訝。不同於一般大眾及醫藥專業人士所認爲的，其實椰子油中的飽和脂肪是對人體有好處的。而這也並不稀奇，因爲如果椰子油是不健康的，我們早就會從那些世代食用椰子油的族群裡發現相關的證據。但事實剛好相反，那些世代食用椰子油的族群反而證明了椰子油卓越的健康價值。

椰子油是歷史上最早被當做食物與藥物的油脂之一。阿育吠陀（Ayurvedic）文獻長久以來一直鼓吹椰子油的健康與美容效果。即使在今日，佔有世界約一半人口的亞太地區族群，仍然以不同的形式在食用椰子油，很多人也因此而保有明顯的健康與長壽。研究顯示，住在熱帶地區、以椰子油爲主要食物的族群比較健康，且較少有心臟病、癌症、消化不良及攝護腺等問題。十九世紀後期，流行於北美及歐洲的食譜中，也經常發現椰子油的存在，然而當時卻幾乎沒有聽聞有心臟病或癌症的例子。因此，依常識判斷，椰子油中的飽和脂肪與那些通常被聲稱爲毒藥的飽和脂肪應有所不同。

既然如此，爲何會有這麼多關於椰子油的負面報導呢？這是因爲一般認爲「飽和脂肪」跟心臟病有關，而椰子油自然也被認定是有具相同的健康風險。然而將椰子油與心臟病串聯的多數資訊卻都是捕風捉影或空穴來風。那些顯示食用椰子油會提高血液膽固醇進而增加罹患心臟病風險的研究本身並不周全，因爲食用大量椰子油的族群經常會混合蔬菜及魚類的油脂在他們的食物中以取得飲食平衡，而這些研究刻意排除這些人體需要的必需脂肪，因此結論並不完全正確。

美國黃豆協會（American Soybean Association）以及公共利益科學中心（Center for Science in the Public Interest）兩者聯手發起的「科學」以及政治宣傳運動，鼓吹使用美國農民生產的多元不飽和大豆油來取代熱帶油脂。這個運動使食品加工業、餐廳以及連鎖電影院從原來使用的椰子油，改爲使用多元不飽和油脂。即使是營養學界及醫學界發言人們，也盲目地受負面宣傳的影響，而支持「改用多元不飽和脂肪對心臟健康」的說法。這個運動因此宣告了所有的飽和脂肪是「毒藥」。一般報導以及科學發表都忽略提及某一部分的飽和脂肪是對身體有益的這個事實。

這本書中所檢驗的大量科學文獻事實可以告訴你，如同保羅．哈維（Paul Harvey）所說的：「故事的另一部分」。隨著故事的開演，讀者們更能體會到「飽和脂肪」其實是分爲二大類別：

（1）長鏈脂肪和（2）短鏈、中鏈脂肪。每一類別在生物學上都有明顯的差異。過度食用多元不飽和脂肪對我們身體健康的負面影響更甚於熱帶油脂中的飽和脂肪。

椰子油非但不是「飲食毒藥」，它還含有一種非凡的脂肪酸，叫做「單月桂酸甘油脂」（monolaurin）。這個在我的實驗室中首先發現的中鏈脂肪，代表著自然界中最特別、最具啓發性的一類脂肪。這個獨特的脂肪，自然地存在母乳與椰子油中，已經被發展爲商業產品「羅林西定」（Lauricidin®）。單月桂酸甘油脂（羅林西定）目前正在臨床實驗測試以做爲治療性器官皰疹、C型肝炎及愛滋病毒的補給品。初期的臨床實驗都顯示出非常令人興奮、可具期待的結果，得以做爲另類療法中的一項重要新武器。

我推薦布魯斯．菲佛（Bruce Fife）博士所帶來的這本極具閱讀性、闡釋椰子油（特別是單月桂酸甘油脂）對健康有益的書。有興趣的讀者可以從中瞭解脂肪在飲食中的角色，特別是飽和脂肪，獲得一個全新、更平衡的觀點。

強・卡巴拉（Jon J. Kabara）博士
化學及藥理學名譽教授
美國密西根州立大學

引言

幾年前我在跟某一群營養師們開會時，其中一位營養師聲稱：「椰子油是對你有好處的」。當時我們聽了都倒抽一口氣的無法置信，所有的人都想說「荒謬，椰子油怎麼會是健康的！」我們無論走到哪裡都可以聽到椰子油是不好的，因爲它是那種會阻塞動脈的飽和脂肪，椰子油怎麼可能有好處的？

這位營養師知道我們會懷疑她的說法，解釋說：「椰子油受到太多不公平的批判，它其實是好脂肪的一種。」接著她引用數種研究來證明椰子油並非大家所說的「邪惡」，反而是能提供寶貴的健康益處。當時，我了解到原來在過去幾十年裡，醫院早就利用椰子油在給病危患者的點滴注射中，而且椰子油還是嬰兒食品的主要成份之一，因爲它提供了大量跟人類母乳一樣的養分。我也了解到椰子油可以拿來治療數種常見的疾病，而且是美國衛生署（Food and Drug Administration，FDA）認定爲安全、天然的食物。（椰子油被列爲美國衛生署的專屬安全清單（GRAS list）上，GRAS意指「一般認爲是安全的」。（GRAS＝Generally regarded as safe.）

這個會議激起我對椰子油的好奇心。我了解到很多，但同時也產生許多令人困擾的疑問。譬如說，如果椰子油眞的這麼好，爲什麼大家都說它不健康？如果椰子油的健康好處這麼多，爲什麼我們之前幾乎沒有聽說過？爲什麼我們從來沒有被告知原來醫院提供給病危患者、嬰兒的食品是以椰子油爲主要原料？如果椰子油對病危患者跟嬰兒有著極大的好處，那這些好處不也對一般大眾一樣好嗎？如果椰子油眞的這麼不健康，那爲何政府又把它列爲安全食物清單中呢？爲什麼關於椰子油的研究沒有更公開化呢？爲什麼我們被誤導了？我們眞的有被誤導嗎？椰子油會不會其實是不好的，而醫院裡的病患跟吃嬰兒食品的小孩都是被騙了。我的腦中充滿了這些問題；我必須找到答案才行。

我開始研究、尋找任何可找到的椰子油資訊。我發現的第一件事是與椰子油相關的資訊甚少出現在雜誌或書籍中，即使是營養學教科書也幾乎不提及任何相關的主題，似乎沒有人眞的認識椰子油。幾乎所有我可以閱讀到的「大眾」健康文獻對於椰子油都是負面批判、都說椰子油是不好的，因爲它含有大量的飽和脂肪。每一位作者像是鸚鵡般的重複其他作者的說法，卻沒有一個人提供進一步的解釋。這就好像有個「皇家諭令」般，在那裡命令所有人都必須對椰子油給予一樣的評價，以維持政治正確性（但是卻不一定是精確的），而提供另一面說法的就等同違反規定，完全沒有第二種說詞。不過，我倒是發現一小部分、非常小部分的作者挺身而出對抗這個說法，直率地說出椰子油並非不好的；儘管如此，他們也沒有對說法提供細節。看來似乎沒有人眞的認識椰子油。

我唯一可找到如鐵證般的事實，是在那些通常會被忽略的研究期刊。在這裡，我找到了像金礦般的資訊，並回答了我所有的問題。這對我來說是最好的尋找地點，因爲這些期刊報導了研究的實際結果，而非像供一般大眾參考的雜誌或書籍，簡單地陳述某些人的意見。這裡有數以百計的研究被發表在數十份最受推崇的科學、醫藥期刊中。而我從中認識到的東西是令人吃驚的。我發現原來椰子油是我們可以取得最佳的健康食物之一。我感覺像是重新發現了一種要被遺忘的古老健康食物。同時也了解到爲什麼椰子油被惡意中傷與誤解（我會在之後解釋這個部分，而答案或許會令你感到驚訝，甚至生氣）。

我開始服用椰子油，也開始推薦椰子油給我的客戶（我是一位有執照的營養師與自然療法治療師）。我見證了椰子油的一系列功效，除去慢性牛皮癬、消除頭皮屑、移除未成癌的皮膚損害、快速的流感復原、阻止膀胱發炎、解決慢性疲勞及減緩痔瘡等。除此之外，科學文獻報導椰子油或許能被利用在治療齲齒（蛀牙）、消化性潰瘍、良性攝護腺增殖（攝護腺肥大）、癌症、癲癇、阿茲海默症、性器官皰疹、C型肝炎及人體免疫缺損病毒／愛滋病。沒錯！就像聽起來的那麼神奇；椰子油可以用來治療愛滋病，一個我們認爲無藥可醫、令人生畏的疾病。許多愛滋病患者早已開始因而受益。讓我來提供一個例子。

一九九六年九月，一位住在美國印第安納州可洛佛戴爾的愛滋病患者，克里斯．達福（Chris Dafoe），深感自己來日不多；當時他已經失去正常的體重、缺乏精力、每一天都變得更脆弱。而他的檢驗報告更像是他棺材上的最後一根釘子：他體內有超過六十萬的病毒，顯示著他體內愛滋病毒（HIV）感染的猖獗，也代表他沒有剩下多少日子可以活了。之後，他開始準備自己的喪禮、把所有積欠的款項付清。然而，他決定在死前且還有體力的時候，來一趟人生最後的假期——一個他夢想已久的南美叢林之旅。他飛到南美的蘇利南，找出一條進入叢林的路，然後跟一群當地的原住民生活了一小段時間。住在那裡時，他跟當地原住民吃一樣的食物，包含每天都有的煮熟椰子。

達福說：「當地的印第安頭目告訴我，他們將椰子當作所有藥物的基礎。他們也使用椰子裡的椰奶跟其他當地的植物、藥草一起製作藥物。他們每天早上吃煮熟的椰子來預防疾病。」當達福住在當地的時候，他的身體狀況變好了、力量跟精力也增加了，然後他胖了三十二磅（十六公斤）。六個星期後他回到家，再做一次檢查。這次，檢查報告顯示他體內的愛滋病毒含量垂直下滑到幾乎偵測不到。曾經充滿在他體內的愛滋病毒現在已經測量不到了。

他繼續每天早上以煮熟的椰子搭配熱的穀類食品（cereal）當作早餐。他深信這樣的飲食能讓他控制住愛滋病毒且保有健康。重新對生命充滿熱忱的他說：「我感覺好極了，比之前更有精神！」

椰子油另一個卓越功效是它能夠防止心臟病的發生。是的，我說能防止心臟病。儘管多年來我們一直被教育椰子油會導致心臟病的發生，但最近的研究已經證明並非如此。事實上，在不久的將來，椰子油或許會被廣泛接受成為對抗心臟病和其他心血管疾病的強大利器。

之後，我一直繼續研究椰子油跟其他油脂。將椰子油能提供的潛在益處時時銘記在心，因而覺得我有義務跟全世界分享我的發現，這就是為什麼我會寫這本書的原因所在。在我繼續下去之前，我先告訴你「我並不販賣椰子油或從椰子產業中獲得任何財務上的好處」。我寫這本書的目的在於破除與椰子油相關的迷思和誤解，同時告訴你椰子油的神奇療效。在本書中可學到的東西或許會讓你覺得難以置信，甚至某些方面會讓你覺得不可能；但這些東西眞的不是我捏造出來的。我在這本書中所做的每一個陳述都是經過已出版的科學研究、歷史資料和個人經驗所驗證。如果你想要檢視這些證據，本書最後會列出所有的參考資料與來源提供驗證。

每當我談到椰子油時，人們的第一反應總是「那不是不健康的嗎？」這也可能是你第一次看到這本書時的反應。停下來、仔細思考一分鐘。你所需要做的只是運用一點點的常識，然後你就會知道把椰子油視爲有害油脂是一件多麼荒謬可笑的事。在亞洲、太平洋群島、非洲、中美洲等地方數以百萬計的人，從幾千年開始就一直使用椰子（還有椰子油）作爲他們的主要食物來源。原本，這些人的健康狀況較北美洲、歐洲等不吃椰子的人好上數倍。在現代食物被引進到這些地區之前，很多當地人幾乎只靠椰子來維持生命。至少在他們還沒有放棄以椰子爲主的傳統飲食習慣而改吃現代食物之前，他們沒有心臟病、癌症、關節炎、糖尿病或其他的現代退化性疾病。椰子油並非大家所想像的那般「邪惡」，這個說法應該是一件顯而易懂的事。

目錄

4

5

6

Contents

7 椰子油是食物也是藥物 159

8 吃出更健康的你 207

9 提供營養與維持美麗的食譜 233

Contents

沙拉 258

湯品 266

主菜 272

甜點 284

第1章

椰子油的眞相

The Coconut Oil

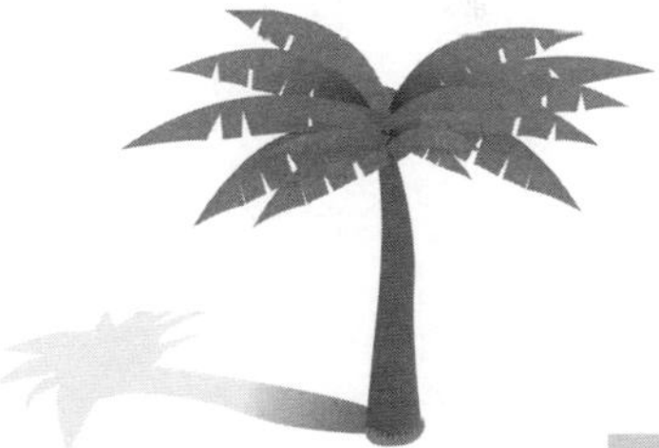

如果你有機會能周遊世界，探索某一群比大部份國家人民都還要健康許多且能免於退化性疾病摧殘的人，那你一定不會錯過南太平洋島嶼上的原住民們。這些居住在熱帶天堂的人擁有非凡的健康，也能免於世界其他地方的人受退化性疾病所帶來的痛苦折磨。這些人強壯且健康，心臟病、癌症、糖尿病和關節炎在他們身上幾乎未曾聽聞。

研究人員很早發現，當這些島嶼原住民開始放棄他們的傳統飲食，轉而接受西方食物時，他們的健康便開始變壞了。越是西化的島嶼原住民，他們身上的疾病就越類似那些在西方普遍看得到的疾病。心臟病學專家兼紐西蘭威靈頓醫院流行病學中心主任——伊恩・普來爾醫師（Ian Prior, M.D.）認爲太平洋島嶼的原住民們已經非常清楚地證明此模式，也就是當這些原住民越遠離他們祖先所流傳下來的飲食習慣，越會罹患像是痛風、糖尿病、動脈硬化、肥胖、高血壓等的退化性疾病。

到底這些人是吃了什麼奇妙的食物能讓他們免於退化性疾病之苦呢？到底是哪一種神秘的食物廣泛地流傳在太平洋上的熱帶島嶼，卻相對是西方飲食中所不常見的呢？針對這些人的飲食調查顯示，香蕉、芒果、木瓜、奇異果、芋頭、蘇鐵根（sego palm root）和椰子是最常見的食物種類。儘管這些食物都是熱帶常見的，但只有少數幾種是遍佈各地、被上百萬熱帶島民當作主要食物的。譬如說，芒果只有在某些地方有，也並非是大部份熱帶島嶼的主要食物來源。香蕉雖然在某些地方很豐饒，但在其他地方卻是罕見的，而對盛產香蕉的地區來說，它並不是當地居民飲食的主要食物來源。

在太平洋上的玻里尼西亞及亞洲社區聚落中，最常見的食物是芋頭與蘇鐵根、椰子樹的果實。芋頭和蘇鐵根含有豐富的纖維與碳水化合物，是許多島嶼人口的主要食物，就像是稻米或小麥在世界其它地區的地位。然而，由於芋頭和蘇鐵根含有較少量的維生素與礦物質，因此從營養的角度來說是次於稻米以及小麥。這樣的食物很難是島民擁有良好健康的秘密來源。

而除了這二種食物之外，唯一在這個地區普遍食用的食物就是椰子了。在太平洋地區，幾乎所有的玻里尼西亞人、美拉尼西亞人和很多的亞洲人，數個世紀都是以椰子當作主要食物來源之一。椰子被當作是食物或調味料，也被做成飲料。椰子也因其豐富的油脂含量而被重視。

在很多國家的文化中，椰子油不只是個有價值的食物，還是個有效的良藥，因而享有一個長遠且受高度尊崇的名聲。它被廣泛的應用在熱帶地區的許多傳統醫藥系統中。舉例來說，椰子油在印度是阿育吠陀（ayurvedic）醫藥處方中是一個重要的成分。阿育吠陀醫學在印度已經實施幾千年了，而現今也是數百萬人所選擇的主要醫療方式。在中美洲的巴拿馬，聽聞當地人以杯爲單位飲用椰子油來治療疾病。世世代代傳下來的知識告訴他們飲用椰子油可以加速疾病的痊癒。在牙買加，椰子被認爲對心臟有健康滋補的作用。在奈及利亞和其它非洲的熱帶地區，使用棕櫚仁油（palm kernel oil）（跟椰子油非常類似的一種油）被視爲治療所有種類疾病的方法。也由於其長久的成功運用，棕櫚仁油是最常被使用的傳統治療成分。在中國，二千多年前的古老醫學書籍便記載了，以椰子做爲至少六十九種疾病的治療與有效良藥。在玻里尼西亞，椰子樹因其營養及健康成分而視爲比其它任何植物更來的有價值。只要在椰子所生長的地方，該地的文化便會認知到椰子的療癒奇蹟。而一直到最近，椰子的功效才開始被世界其它地區所認識。

雖然對於西方社會來說，一般大眾對於椰子中所含有獨特油脂的治療功效普遍不了解，但脂質（油脂）研究人員卻早已熟知這些功效。在醫院裡，椰子油被拿來給消化或吸收不良的病人服用。它也常供無法消化其它油脂的嬰兒或幼小孩童服用。椰子油同時也是大部份市售嬰兒食物配方中的主要成分。不像其它油脂，椰子油具有對抗心臟病、癌症、糖尿病和其它一堆的退化性疾病的功效。椰子油能支援及加強免疫系統，從而幫助身體抵擋感染與疾病的攻擊。不同於其它油脂，它能夠促進體重降低，這也是椰子油能奪得全世界唯一的「低卡油脂」名聲的關鍵。

現今社會中，對於一直被規勸要減少脂肪攝取的我們來說，重新認知食用某一種特殊的油，並瞭解其可維持健康且能抵抗疾病的發生，這本身是一件滿奇怪的事。但食用更多的油或許是你可以改變身體狀態的飲食習慣之一——前提是攝取椰子油。我們被告知如果要降低心臟病的風險，就得控制油脂攝取在每日總卡路里的百分之三十以下。然而，玻里尼西亞人主要食用來自椰子的大量脂肪；其中一些人，脂肪攝取甚至高達他們每日總卡路里攝取的百分之六十——是在認定範圍二倍以上的量。百分之三十的限制，對西方國家中所食用的油脂來說或許是一個好的標準；但對椰子油卻是不一樣的，因爲椰子油是能促進身體健康的「好」油中之一。隨著研究人員對椰子油的研究，大家開始認知到椰子油是能提供身體健康最好的食用油，它的好處甚至超越其它大家公認的好油。

但提及椰子油的時候，大部份的人馬上聯想到飽和脂肪，而認爲它是不好的。沒錯，椰子油主要是飽和脂肪。然而，大家卻不知道飽和脂肪有很多種，而每一種對人體的影響也都不同。椰子油中植物來源的飽和脂肪，跟一般動物來源的飽和脂肪是不一樣的。這二種飽和脂肪的差別是顯著的，而且是有多年來的科學研究所記載下來的。

如果你避免食用椰子油是因爲它是飽和脂肪，那你也是眾多被自私的商人所故意誤導的人之一。現在若對椰子油存著健康的想法，可能會令人懷疑且拒絕被接受的。曾經，我也是這麼認爲。但經過多年來的科學文獻和第一手臨床應用的密集研究，終於揭開了這個不可思議食用油的新面貌。本書中的許多資訊甚至因爲太新，而讓大部份保健專業人士所不知。

使用椰子油在你所有的烹調需求中，可能是你最健康的決定。在本書中你將會發現很多椰子與椰子油能帶給你的健康益處。你也將會知道爲什麼很多研究人員現在認爲，椰子油是地球上最健康的油，而很多亞洲和玻里尼西亞人也把椰子樹稱作「生命之樹」。

熱帶油脂戰爭

讀到這裡你或許會問：「如果椰子油像你說的那麼好，爲什麼它會有這麼壞的名聲呢？」答案很簡單就是金錢、政治和誤解。每一個人都知道椰子油是飽和脂肪，而我們也一直被告誡要降低飽和脂肪的攝取。「飽和脂肪」這幾個字幾乎已經是「心臟病」的同義字了。只有少數人知道椰子油中的中鏈飽和脂肪酸與動物來源或其它食物中所含有的長鏈飽和脂肪酸的差異。對多數人來說，飽和脂肪就是——一種潛伏在食物中的邪惡物質伺機而動地想以心臟病發的方式來擊倒你，甚至醫藥專家們也不知道其中的任何差別，而多數專家們更是不知道有一種以上的飽和脂肪存在（不同種類的飽和脂肪會在下一個章節中討論）。不幸的是，很多保健從業人員和健康體適能作者只會重複他們所聽到的事物，而沒有任何對於脂肪和其如何影響人體的了解與知識。直到最近，關於椰子油的眞相才又重新浮出台面。

遠溯至一九五〇年代，研究就已經開始顯示出椰子油的健康功效。它曾經被視爲一種健康的油脂，具有多種營養上的應用。那到底椰子油是如何變成今天那個令人厭惡、讓動脈阻塞的惡棍呢？這大部份是美國黃豆協會（American Soy-bean Association）的「功勞」。整件事是從一九八〇年代中期開始的。當時，所有的媒體都被煽動到瘋狂地警告社會大眾一個新發現的健康威脅：熱帶油脂。他們聲稱椰子油是飽和脂肪會造成心臟病。無論走到哪裏，任何含有椰子油或棕櫚油的產品都會被批判成「不健康」的。因應這般勢不可擋的大眾輿論反應，戲院開始使用大豆油來烹調爆米花；做食物的也開始更換他們使用多年的熱帶油脂爲大豆油；餐廳也停止使用熱帶油脂，而改用大豆或其它植物油。到了一九九〇年代初期，熱帶油脂的市場已經逐漸萎縮到當初的一小部分。這場媒體聯合戰的始作俑者從而宣告他們對戰熱帶油脂的全面勝利。

這場油脂大戰很不幸地讓美國（還有其它國家）的每一個男人、女人以及小孩成爲受害者。悲慘的是，用來取代椰子油跟棕櫚油的是氫化植物油（黃豆是主要的來源）：一種會對身體健康造成最大危害的油，而唯一從這股新健康風潮得利的是從事黃豆產業的人。這些氫化的替代品含有跟熱帶油脂一樣多的飽和脂肪，但他們並非生產類似椰子油中所含容易消化的中鏈脂肪酸，而是由反式脂肪酸所組成的。結果就是原來健康的熱帶油脂被某些非常惡劣、經化學改變過的植物油所取代。而我們都是受害者，只要我們吃含有這些油脂的食物，我們的健康就因此而受害。

這整個活動是美國黃豆協會爲消除進口熱帶油脂在市場上的競爭下，而精心策劃出的方案。在一九六〇、一九七〇年代，研究顯示某些飽和脂肪會增加血液中的膽固醇。因爲膽固醇的增加被視爲罹患心臟病的風險，而飽和脂肪自然就變成是不受歡迎的食物成分，而我們也被建議要降低飽和脂肪的攝取。當時的主流意見是攝取越少的飽和脂肪越好。

利用社會大眾對於飽和脂肪與日俱增的恐懼及其與心臟病的關聯性，美國黃豆協會順勢製造了一個健康危機。由於他們計劃製造的危機如此地令人害怕，人們很直接的就不敢再使用熱帶油脂。在一九八六年，美國黃豆協會對黃豆農民們寄出了一份「脂肪對抗工具包」，慫恿他們寫信給政府官員、食品公司等相關單位，來抗議「像椰子油及棕櫚油等高飽和熱帶脂肪」的入侵。約四十萬黃豆耕作者的配偶、家人們更是從四面八方聚集在全國各地遊說、鼓吹大豆油的健康益處。最後，一些立意良善但被誤導的健康組織，如「公共利益科學中心」（Center for Science in the Public Interest，CSPI）也加入了戰局，開始發出訊息指出棕櫚油、椰子油、棕櫚仁油等是「阻塞動脈的脂肪」。

公共利益科學中心是一個非營利消費者活動組織，它在一九七〇年代設立後就一直在批判飽和脂肪。就像當時大部份的營養名嘴一樣，他們錯誤地相信所有的飽和脂肪都是一樣的、會像復仇般的攻擊人體健康。在美國黃豆協會所發起的公眾認知下，這些組織加強了他們對於飽和脂肪的攻擊。開始在他們的宣傳文宣、訊息、遊說工作中嚴重批判那些高度飽和的熱帶油脂。公共利益科學中心似乎也把飽和脂肪視爲危害人類健康最惡毒的魔鬼。而美國黃豆協會就此多了一個強大的發聲夥伴，協助它在這個活動中取得熱帶油脂的市場。

對於聲稱自己是一個負責任的營養教育鼓吹者來說，公共利益科學中心對於飽和脂肪（尤其是和椰子油相關）的無知是令人驚訝的。與其讓社會大眾了解有關飽和脂肪的眞相，他們選擇加強了誤解及謊言。公共利益科學中心對於油脂生化學的無知可在他們所出版名爲「飽和脂肪的攻擊」（Saturated Fat Attach）的小冊子中表露無遺。儘管一般人和許多健康專家可能會遭受這本小冊子中的資訊所欺騙，但營養生化學家瑪麗・恩妮格博士（Mary G. Enig, Ph.D.）曾說：「這本小冊子中有許多實質的錯誤，包括對於脂肪和油脂生化學的描述而很多產品的脂肪與油脂組成陳述也完全錯誤。」但多數人是不會知道這些錯誤，而這個組織所發行的小冊子和其它不正確的訊息則成功地說服許多人完全迴避熱帶油脂。缺乏正確科學知識的公共利益科學中心把自己變成了美國黃豆協會的傀儡。

在一九八八年十月，內布拉斯加州的百萬富翁菲爾・索可羅夫（Phil Sokolof），一位心臟病復原者兼國家心臟拯救者協會（National Heart Savers Association）的創辦人，趕上了這股媒體熱潮。他開始用報紙的全版廣告控訴食品公司利用含有高飽和脂肪的熱帶油脂來「毒害美國」。在極端的反對飽和脂肪下，他策劃了全國性的廣告活動，憤怒的指控熱帶油脂威脅人體健康。其中一個廣告是火藥芯點燃的椰子「炸彈」，然後警告消費者說他們的健康受到了椰子油及棕櫚油的威脅。相信不需要太久，每一個人都認爲椰子油會造成心臟病。

食品製造商也接著加入，希望能從這波反熱帶油脂的情緒中獲得利益，他們試著在產品上標註「不含熱帶油脂」的文字。美國聯邦貿易委員會（Federal Trade Commission，FTC）認爲這類的標籤違法，因爲文字暗示著產品是健康的，也勾勒不含有熱帶油脂是較好的產品，但卻沒有任何證據可以佐證。

謊言戰勝事實

在此同時，來自馬來西亞的熱帶油脂出口商也發起了一個公共關係活動來對抗那些對付他們產品的「邪惡恐慌戰術」。這個熱帶油脂戰爭已經達到了最高點。佔優勢的美國國內大豆油製造商對外國競爭者發起邪惡的宣傳戰，其中還牽涉一年價值三十億美金的美國植物油市場。在沒有什麼外援與相對弱勢的財務能力支持下，熱帶油脂產業並無法與美國黃豆協會、公共利益科學中心和其它組織的集體力量匹敵。很少人聽得進去這些抗議熱帶油脂錯誤資訊。

當它們對椰子油展開攻擊後，那些了解椰子油的醫學與研究專家便開始產生質疑。因爲他們知道椰子油並不會造成心臟病、他們也知道椰子油有很多健康益處；有些人甚至站上檯面想導正資訊。但是爲時已晚，大眾的情緒已經完全倒向美國黃豆協會，人們拒絕聽取其它的訊息。

瞭解熱帶油脂的研究人員被美國眾議院公聽會傳喚作證有關油脂對人體健康的影響。在一九八八年六月二十一日美國國會公聽會中作證的哈佛醫學院研究員喬治．布萊克本醫師（Dr. George Blackburn）報告說：「椰子油對血液膽固醇的影響是中性的，即使在某些狀況下，椰子油是唯一的脂肪來源時也是。」馬里蘭大學前任研究員，同時也是脂肪與油脂的專家瑪麗．恩妮格博士說：「這些（熱帶）油脂是很多族群幾千年來飲食中主要的一部分，絕對沒有證據顯示食用這些油脂對於那些人有任何的有害影響。」

前任美國公共健康服務軍團主席（surgeon general of the Public Health Service Commissioned Corps）埃佛利特．庫珀博士（Dr. C. Everett Koop）稱熱帶油脂恐慌爲「愚蠢」。商業利益要不試著把過錯推給別人、要不就是無知地跟著大家一起對飽和脂肪歇斯底里，「利用完全不存在的東西恐嚇著社會大眾」。韋恩州立大學營養與食品科學系繫主任，大衛．克魯爾菲德博士（Dr. David Klurfeld）稱這個反熱帶油脂活動爲「莫名其妙」。他指出，熱帶油脂只佔整個美國人的飲食比例約百分之二，就算熱帶油脂如美國黃豆協會說的那麼壞，也不會對健康有什麼太大的影響：「因爲熱帶油脂佔美國人飲食的比例較低，實在是沒有理由需要擔心它。全世界攝取棕櫚油最多的國家是哥斯大黎加和馬來西亞。該國家的人民罹患心臟病的比例跟血清膽固醇標準遠較西方國家來得低。這（熱帶油脂恐慌）從來就不曾是一個眞正的健康問題。」

儘管有這些來自受推崇的醫藥專家與油脂研究人員的證詞，媒體卻一點也沒有給予重視。飽和脂肪危機成爲了新聞、也上了頭條。主要的報紙、電視、廣播媒體接受了反飽和脂肪的廣告、杜撰令人擔憂的新聞故事。其中一則故事的標題爲「來自地獄的油」。那些知道椰子油眞相的人卻被忽略了，甚至遭到那些讓媒體舖天蓋地宣傳所洗腦的人批判。美國黃豆協會跟它們的朋友帶頭激發的狂熱，讓它們所鼓吹的謊言戰勝了科學事實。

反式脂肪酸的詛咒

爲迎合大眾的意見，麥當勞、漢堡王、溫蒂漢堡等餐廳開始發表聲明說他們會以比較「健康」的植物油來取代他們使用已久的飽和脂肪。這個替換新植物油的動作其實反而提高了油炸食品的脂肪含量：很難說是個健康的舉動。美國衛生署和其它單位所做的研究顯示，用牛油所烹調的薯條，較之用植物油烹調的薯條，所吸收的脂肪更少，從而預估出薯條的脂肪含量從替換爲植物油後提高了二倍之多，進而讓消費者的脂肪攝取增加。再來，這種脂肪是經過氫化，這類型比牛油更糟糕，因爲它含有具毒性的反式脂肪酸。反式脂肪酸對血液膽固醇有更多的負面影響，也因此對罹患心臟病的風險更大。

美國黃豆協會成功的製造出一個從未存在的危機。而多數對營養全面無知的這些人選擇跟黃豆產業站在一起，也證明金錢跟政治可以壓倒眞相。事實上，民眾公開的強烈抗議從未發生過；整個改變主要是由一個侵略性的負面宣傳所引起。帶來的結果是，大部份的食品公司因爲消費者恐慌而修改了上百種產品的配方，以氫化油取代了熱帶油脂。從一九九〇年開始，速食業者就用氫化油來烹調薯條，而不再使用牛油或熱帶油脂。他們因爲主流意見認爲植物油比其它種類的油來得健康而做了這個改變。

一直到一九八〇年代後期，熱帶油脂是我們食物中很常見的一項成分：麵包、餅乾、薄脆餅、湯、燉菜、醬料、糖果以及冷凍與調理食品等皆是。食品產業過去因爲熱帶油脂含有多種有利的特性而廣泛的使用它們。與多元不飽和油脂不同，這些來自植物的飽和脂肪具有高度穩定且不容易腐壞的特色。用熱帶油脂所烹調出來的食物能夠維持更久的新鮮度，對你是更好的。

熱帶油脂戰的結果是，椰子油跟棕櫚油幾乎從我們的食物供給中消失。帶來的影響是，我們現在吃不太到來自椰子油中有利健康的脂肪酸，反而吃了更多來自氫化大豆油的有害反式脂肪。美國有將近百分之八十的植物油生產自黃豆，其中的四分之三是氫化油（含有將近百分之五十的反式脂肪酸）。這代表我們的食物中多了過去所沒有、大量令人反感的反式脂肪。舉例來說，一份餐廳的餐點，在一九八二年時只有二點四公克的反式脂肪，現在卻有十九點二公克的超量反式脂肪。食物是相同的，只有油不一樣。由於到處都是氫化油，任何時候只要我們吃東西，我們就受到反式脂肪的詛咒（除非我們從頭自己準備我們的食物）。

是的，我們輸了這場戰爭。我們輸掉了許多來自規律攝取椰子產品的健康益處。但是我們也有所得。我們獲得了更多罹患心臟病、癌症、糖尿病、感染症、肥胖以及免疫失調的機會。這些是食用氫化、部分氫化植物油所伴隨而來的症狀。隨著美國黃豆協會狡詐的行銷策略與公共利益組織的錯誤努力下，我們用一個具破壞性、有害的脂肪，取代了原本有益於健康的脂肪。

即使到了現在，這場戰爭的餘燼仍燃燒著。很多資訊不完整的作家、名嘴們繼續在詆毀椰子油，認爲它含有阻塞動脈的飽和脂肪。而你要相信哪一個呢？你要相信有巨大利益牽扯其中的黃豆產業，還是相信食用大量椰子油，卻比我們要健康許多的太平洋島民全世界最低之一心臟病例的斯里蘭卡居民的相關研究。就我個人來說，我相信那些吃椰子油卻沒有心臟病的人。在西方社會，我們食用非常少的椰子油，但是攝取相當多的氫化植物油。我們得到什麼結果呢？心臟病的肆意破壞，我們的頭號殺手。

研究顯示，用來作爲正常飲食一部分的天然椰子油，對於血液膽固醇的影響是中性的。非氫化、非摻假的椰子油對於健康絕對沒有壞處。流行病學研究顯示，相較於食用少量椰子油的人口來說，大量攝取椰子油的族群幾乎沒有心臟病的問題。如果椰子油眞的有任何危害健康的影響，我們早就從那些攝取大量椰子油族群的發病率與死亡率中發現這樣的影響了；然而，這些人卻是全世界最健康的人之一。一個簡單的邏輯就清楚的駁倒美國黃豆協會的毀謗宣傳。而你即將在接下來的章節中發現，椰子油提供了許多的健康益處，它應該被正確的標示爲「地球上最健康的油」。

第2章

認識脂肪

The Coconut Oil

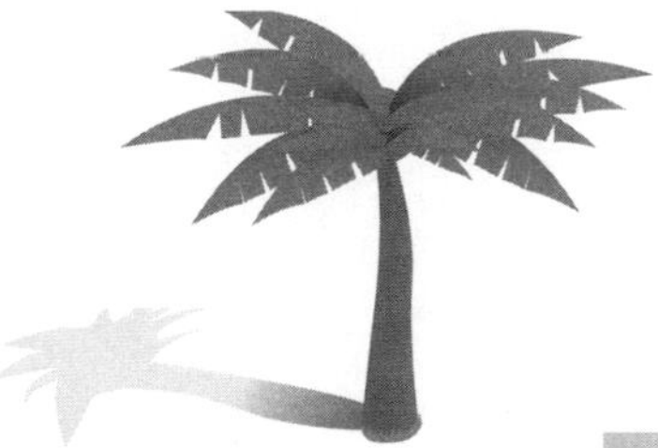

在這一章中，我將敘述飽和脂肪與不飽和脂肪間的差異，並解釋爲什麼椰子油不同於其它種類的油。由於每一種油的特性取決於它的化學組成，我被迫要用化學專有名詞來描述這些差異。不幸的是，對於缺乏科學背景的人來說，討論化學議題是很容易令人困惑的。不過請包涵一下，我會用夠簡單的解釋來讓外行人聽懂。假如你對某些地方感到困惑，沒有關係，請簡單瀏覽這些資料到最後，然後快速的結束這一章。這一章的目的在於提供你一些科學基礎，但是你不需要懂化學才能夠享受椰子油的好處。

三酸甘油脂與脂肪酸

醫生們在談到脂肪時通常都是用脂質這個名詞。脂質是一個統稱的術語，包含所有人體內的許多類似脂肪的化合物。到目前爲止，最多也最重要的脂質是三酸甘油脂。當我們提到脂肪及油脂的時候，我們大部份指的是三酸甘油脂。另外的二種脂質：磷脂與固醇（包含膽固醇），嚴格來說並非脂肪，因爲它們並不是三酸甘油脂。但是它們有類似的特徵，也經常被認爲是脂肪。

脂肪跟油脂的差別是什麼呢？脂肪跟油脂這二個術語通常是共用的。一般來說，唯一眞正的差別是脂肪在室溫下是固態的，而油脂則仍是液態。舉例來說，豬油就會被認爲是一種脂肪，而玉米油則是油脂。然而兩者其實都是脂肪。

當你切開一塊牛排時，你看到的白色脂肪組織是由三酸甘油脂所組成（膽固醇也在其中，但它混在肉的纖維中而難以用肉眼發現）。我們所討厭的脂肪，是那種吊在你雙臂上、大腿上看起來像果凍，也讓你的肚子看起來像個備胎的脂肪，它是由三酸甘油脂所組成。三酸甘油脂是組成我們人體脂肪，也是我們看到跟吃到的食物脂肪的主要成份。我們飲食中的脂質，來自植物跟動物，約有百分之九十五是三酸甘油脂。

三酸甘油脂是由名爲脂肪酸的個別脂肪分子所組成。三個脂肪酸分子結合成一個三酸甘油脂分子。脂肪酸是由一個甘油分子所連接起來。可以說甘油分子就像是三酸甘油脂的骨幹一樣。

脂肪酸有數十種不同種類。科學家把它們分爲三大類：飽和、單元不飽和、多元不飽和。每一類中有許多的成員。所以，飽和脂肪有很多不同的種類，就像單元不飽和脂肪跟多元不飽和脂肪有很多不同的種類一樣。

不論飽和與否，每一種脂肪酸對身體的作用都不同，對健康所產生的影響也不同。因此，某一種飽和脂肪對健康可能有負面的影響，然而另一種飽和脂肪卻對健康有幫助。同理，相同的情況也發生在單元不飽和與多元不飽和脂肪上。舉例來說，橄欖油被認爲是「好」的油脂之一，因爲那些以橄欖油爲主要食用油的人較少罹患心臟病。橄欖油主要是由一種名爲油酸（oleic acid）的單元不飽和脂肪酸所組成。但是，並非所有的單元不飽和脂肪酸都是健康的。另一種稱爲芥子酸（erucic acid）的單元不飽和脂肪酸有害於心臟，毒性比所有已知的脂肪酸都還要毒（Belitz and Grosch，一九九九）。但是，這二種脂肪酸在化學上的差異卻是非常微小。相同地，某些多元不飽和脂肪酸也會導致健康問題。而另一方面，椰子油中所含有的飽和脂肪酸不僅對健康沒有害處，反而還能促進健康。因此，我們不能單純因爲某一種油是飽和脂肪，就說它是「不好」的；也不能說某一種油是「好」的，就只因爲它是單元或多元不飽和脂肪。油的好壞完全取決於脂肪酸的種類，而非簡單的從油的飽和度來判斷。

沒有任何一種食用油是完全飽和或完全不飽和的。所有天然脂肪與油脂都是由這三類型的脂肪酸所組成。說某一種油是飽和或單元不飽和是過於草率簡化。橄欖油通常被稱爲是「單元不飽和」，因爲它主要是單元不飽和脂肪酸；但是，就像所有的植物油一樣，橄欖油也含有某些多元不飽和及飽和脂肪（請見表2.1所列不同的脂肪與油脂中所含每一種類的脂肪酸多寡）。

動物脂肪一般來說飽和脂肪比例含量最高。而大部份的植物油多元不飽和脂肪比例含量較高，唯獨棕櫚油跟椰子油例外，它們含有非常高的飽和脂肪。椰子油就有多達百分之九十二的飽和脂肪，遠比其它脂肪都還要多，甚至包括牛油跟豬油在內。

每一種脂肪對身體健康的影響是由很多因素所造成的，包括脂肪的飽和度、碳鏈的長短以及對過氧化反應與自由基生成的敏感度。

飽和度與脂肪鏈長短

我們一直在說飽和、單元不飽和、多元不飽和等術語，但是它們到底代表什麼意義呢？飽和脂肪到底是什麼東西飽和？飽和度是如何影響健康呢？讓我來回答這些問題。所有脂肪酸主要是

表2.1 食用油的組成

脂肪	飽和脂肪比例	單元不飽和脂肪比例	多元不飽和脂肪比例
菜籽油（Canola Oil）	6	62	32
紅花油	10	13	77
葵花油	11	20	69
玉米油	13	25	62
大豆油	15	24	61
橄欖油	14	77	9
雞油	31	47	22
豬油	41	47	12
牛油	52	44	4
棕櫚油	51	39	10
奶油	66	30	4
椰子油	92	6	2

由一個碳原子鏈與許多附著其上不同數目的氫原子所組成。一個碳原子最多可以附著二個氫原子。在脂肪酸分子中，當每一個碳原子上附著有二個氫原子時則被稱爲氫「飽和」，因爲碳原子擁有它可以附著的所有的氫原子。這類型的脂肪稱爲飽和脂肪。一個脂肪酸分子中如果缺少了一對氫原子則稱爲單元不飽和脂肪。如果缺少超過二個以上的氫原子，那這種脂肪酸則稱作多元不飽和脂肪。缺少越多的氫原子，脂肪的多元不飽和度越高。

當缺少一對氫原子的時候，相鄰的二個碳原子就必須形成雙鍵（見P41附圖描述），成爲整個碳鏈中的薄弱環節，而對人體健康有戲劇性的影響。

飽和的概念可以用載滿學生的校車來比喻。校車代表的是碳鏈，而學生代表的就是氫原子。校車上的每一個位子可以坐二個學生，就像每一個碳原子可以附著二個氫原子一樣。當一輛校車坐滿、完全沒有空位後，可以被比擬爲飽和脂肪，此時校車坐不下任何多餘的學生。當坐滿的校車上有二位學生下了車、留下一個空位，那這輛校車就像是單元不飽和脂肪一般。如果坐滿的校車有四個或更多的學生下了車、留下二個以上的空位，那這輛校車就等同於是多元不飽和脂肪。一輛只承載了一半學生的校車就像是個高度多元不飽和脂肪一樣。

脂肪酸鏈的長度，也可比擬校車的大小，這也是很重要的。有一些脂肪酸只有二個碳原子，而其它的脂肪酸有高達二十四個、甚至更多的碳原子。一個雙碳脂肪酸就像是一輛只有二個位置的校車，最多只能坐四個學生。一個有二十四個碳原子的脂肪酸就像是一輛有二十四個座位的大型校車，可以容納高達四十八位學生。

在醋中所發現的醋酸（acetic acid）是只有二個碳原子長的碳鏈。更長的脂肪酸鏈則會有四個、六個、八個或更多的碳原子。天然脂肪酸的碳原子數通常是偶數。丁酸（butyric acid），是在奶油中常見的一種脂肪酸，由四個碳原子的碳鏈所組成。在肉類及魚類裡的大部份脂肪酸具有十四個或更多的碳原子。在牛油中常見的硬脂酸則是十八個碳原子的碳鏈。帶有介於十四個到二十四個碳原子的脂肪酸稱爲長鏈脂肪酸（long-chain fatty acids，ＬＣＦＡｓ）。中鏈脂肪酸（medium-chain fatty acids，ＭＣＦＡｓ）則帶有六到十二個碳原子，而短鏈脂肪酸（short-chain fatty acids，ＳＣＦＡｓ）則是帶有少於六個碳原子。碳鏈的長度是一個關鍵要素，牽涉到食用油如何被吸收與代謝，以及其對人體的影響。

脂肪酸分子結構附圖

圖2.1一飽和脂肪

```
    H   H   H   H   H   H   H   H   H   H   H   H   H   H   H   H   H   O
    |   |   |   |   |   |   |   |   |   |   |   |   |   |   |   |   |   ||
H — C — C — C — C — C — C — C — C — C — C — C — C — C — C — C — C — C — C — O — H
    |   |   |   |   |   |   |   |   |   |   |   |   |   |   |   |   |
    H   H   H   H   H   H   H   H   H   H   H   H   H   H   H   H   H
```

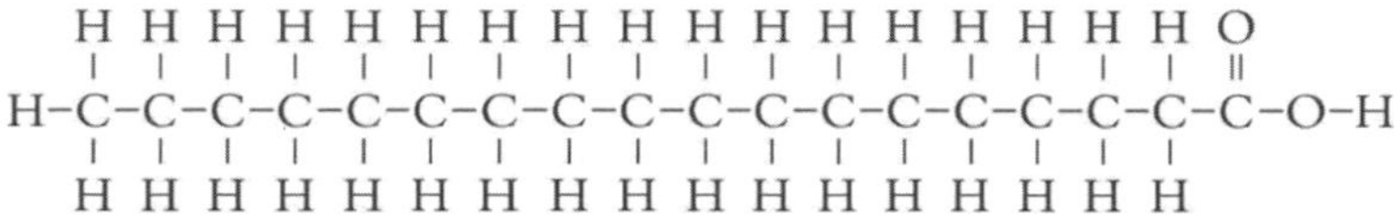

圖解2.1. 飽和脂肪載滿他們能夠攜帶的所有氫（H）原子，即成為飽和。上面所顯示的範例是硬脂酸（stearic acid），一種常見於牛肉脂肪的十八碳飽和脂肪酸。

圖2.2一單元不飽和脂肪

```
    H   H   H   H   H   H   H       H   H   H   H   H   H   H   O
    |   |   |   |   |   |   |       |   |   |   |   |   |   |   ||
H — C — C — C — C — C — C — C — C = C — C — C — C — C — C — C — C — O — H
    |   |   |   |   |   |   |   |       |   |   |   |   |   |   |
    H   H   H   H   H   H   H   H       H   H   H   H   H   H   H
```

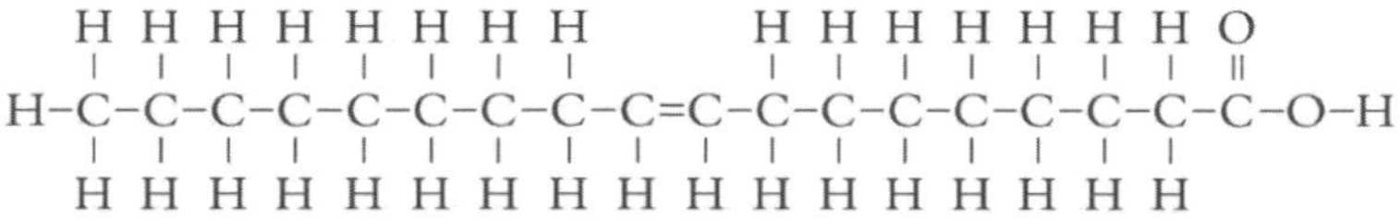

圖解2.2. 如果從飽和脂肪中移除一對氫原子，少了氫原子的碳原子互相間就必須形成雙鍵來維持分子結合的必要條件，結果就是不飽和脂肪。在這個例子中，所形成的就是單元不飽和脂肪。上面所顯示的範例是油酸，主要見於橄欖油的一種十八碳單元不飽和脂肪酸。

圖2.3一多元不飽和脂肪

```
    H   H   H   H   H       H       H   H   H   H   H   H   O
    |   |   |   |   |       |       |   |   |   |   |   |   ||
H — C — C — C — C — C = C — C — C = C — C — C — C — C — C — C — C — O — H
    |   |   |   |   |       |       |   |   |   |   |   |   |
    H   H   H   H   H       H       H   H   H   H   H   H
```

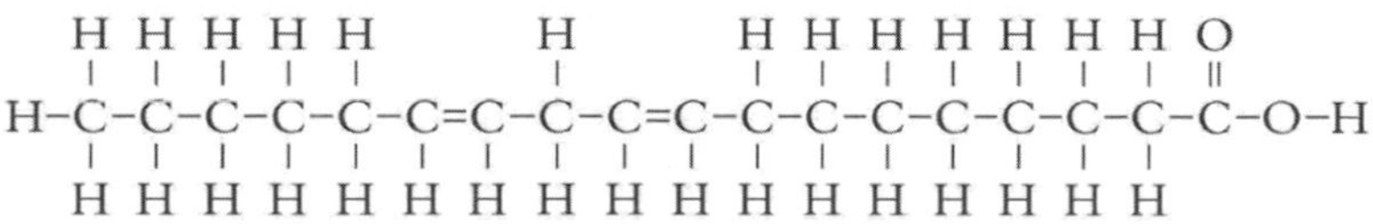

圖解2.3. 如果缺少二對或二對以上的氫原子，而出現多於一個的碳雙鍵，則成為多元不飽和油脂。上面所顯示的範例是亞麻油酸（linoleic acid），常見於大部分的植物油中的一種十八碳多元不飽和脂肪酸。

當三個類似長度的脂肪酸經由甘油分子結合在一起後，所合成的分子則稱爲長鏈三酸甘油脂（LCT）、中鏈三酸甘油脂（MCT）及短鏈三酸甘油脂（SCT）。你會常常在食物或營養補充品的標籤上看到中鏈三酸甘油脂或MCT。

脂肪酸的飽和度與碳鏈的長度決定了該脂肪酸的化學特性，以及這些特性對我們健康的影響。脂肪的飽和度越高、碳鏈越長，該脂肪的硬度就越高、熔點也越高。飽和脂肪，以牛油來說，在室溫下是呈固態狀。多元不飽和脂肪，以玉米油來說，在室溫下是呈液態裝。單元不飽和脂肪在室溫是呈液態狀，但是放到冰箱中後，它會開始慢慢凝固而變得混濁或半固態。

表2.2列出了在食物中最常見的脂肪。在動物組織人體身上所發現的脂肪主要是由硬脂酸、棕櫚酸（palmitic acid）、油酸所組成的三酸甘油脂。油酸是單元不飽和脂肪。硬脂酸跟棕櫚酸則是飽和脂肪。食物中所發現的飽和脂肪是由不同種類的脂肪酸所組成。舉例來說，牛奶中含有棕櫚酸、肉豆蔻酸（myristic acid）、硬脂酸、月桂酸（lauric acid）、丁酸、己酸（caproic acid）、辛酸（caprylic acid）和癸酸（capric acid）。每一種脂肪酸會對人體發揮不同的作用，而這個作用取決於該脂肪酸的碳鏈長度和不飽和的程度（雙鍵的數目）。

飽和脂肪的組成已確定是由最少二個碳原子（C:2）、最多二十六個碳原子（C:26）的碳鏈所構成。其中，棕櫚酸（C:16）是最常見、存在大部份的脂肪中。再來則是肉豆蔻酸（C:14）以及硬脂酸（C:18）等飽和脂肪。

短鏈脂肪酸則是相對稀少。最常見的來源是醋跟奶油。牛奶中含有微量的短鏈脂肪酸。這些

表2.2 脂肪酸的碳原子與雙鍵

脂肪酸	碳原子數目	雙鍵數目	常見來源
飽和脂肪酸			
醋酸	2	0	醋
丁酸	4	0	奶油脂肪
己酸	6	0	奶油脂肪
辛酸	8	0	椰子油
癸酸	10	0	棕櫚油
月桂酸	12	0	椰子油
肉豆蔻酸	14	0	肉豆蔻油
棕櫚酸	16	0	動物與植物油
硬脂酸	18	0	動物與植物油
花生酸（arachidic acid）	20	0	花生油
單元不飽和脂肪酸			
棕櫚油酸（palmitoleic acid）	16	1	奶油脂肪
油酸	18	1	橄欖油
芥子酸	22	1	菜籽油*
多元不飽和脂肪酸			
亞麻油酸（linoleic acid）	18	2	植物油
α-次亞麻油酸（alpha-lineolenic acid，ALA）	18	3	亞麻仁油
花生油酸 （arachidonic acid）	20	4	卵磷脂
二十碳五烯酸（elcosapentaenoic acid，EPA）	20	5	魚油
二十二碳六烯酸（docosahexaenoic acid，DHA）	22	6	魚油

* 菜籽油含有高達百分之五十五的芥子酸——一種非常毒的脂肪酸。做為食用的菜籽油（canola oil）是以經過基因改造的油菜籽來製造，經改造後的油菜籽油只含有不到百分之一的芥子酸。

脂肪酸在奶油的製造過程中被濃縮後，約佔奶油總脂肪量的百分之十二。中鏈脂肪酸也是相對稀少，但是可以在某些熱帶果仁跟油脂中經適度的萃取發現。

到目前爲止，長鏈脂肪酸是大自然中最常見的脂肪酸，它們能夠提供最有效率或最精簡的能量組，而成爲植物與動物的最佳儲存脂肪。人體中和動物體內的脂肪細胞幾乎全都是長鏈脂肪，植物裡的脂肪也是。我們飲食中有絕大部份的脂肪都是由長鏈脂肪酸所組成，好的天然來源的短鏈脂肪酸是不多見的，而目前最好的來源就是椰子油。

獨特的熱帶油脂

椰子油與棕櫚仁油是獨特的，因爲它們是中鏈與短鏈脂肪酸最佳的天然來源，這讓它們具有令人難以置信的健康效果。

棕櫚油只含有非常少量的中鏈脂肪酸。椰子油與棕櫚仁油則是目前爲止中鏈脂肪酸最豐富的食用來源：棕櫚仁油含有百分之五十八的中鏈脂肪酸，而椰子油則含有百分之六十四的中鏈脂肪酸。由於這二種油主要是由中鏈脂肪酸所組成，它們對人體健康的影響則是由這些脂肪酸的化學與生物特性所左右。

我們食物中大部份的脂肪，如果沒有馬上被身體當作能源使用，則會在體內以脂肪組織的形態儲存下來。而大部份由中鏈及短鏈脂肪酸所組成的椰子油，其對人體的影響完全不同於肉類與植物油中所含有的大量典型長鏈脂肪酸（飽和或不飽和）。椰子油中的中鏈脂肪酸在進入人體分解後，主要是用來提供身體能量，因此甚少會變成體脂肪、堆積在動脈中或其它任何地方。中鏈脂肪酸製造能量而非脂肪，它們對血液膽固醇沒有負面影響，同時協助抵抗心臟病。

自由基

過去三十多年的研究指出自由基是造成退化性疾病與老化的主要原因。簡單來說，自由基就像是個變節分子，在其外壁上少了一個電子，留下了一個不成對的電子在身上，這造成了一個非常不穩定又強大的分子組織。自由基會很快地攻擊鄰近的分子，從被攻擊的分子身上偷取一個電子；這個受攻擊的分子，在少了一個電子之後，也形成了一個反應強烈的自由基，又會從附近的分子身上取走一個電子；這樣的程序反覆的持續下去形成了一個毀滅性的連鎖反應，對上百、甚至上千的分子造成影響。

當一個分子變成自由基之後，它的物理跟化學特性會永久的改變。如果這個分子是某一個細胞的一部分，它會影響整個細胞的運作。自由基會攻擊我們的細胞，幾乎就是把細胞的保護膜撕毀般。細胞核、去氧核糖核酸等帶有細胞基因圖譜的敏感細胞成份也會因而受損，導致細胞變異與死亡。

越多自由基攻擊我們的細胞，造成的損害就越大、對於重要器官、關節、身體系統等的潛在嚴重傷害也更大；自由基所造成的損害已經被證實跟組織完整性與身體退化有相關聯，當細胞受到自由基的轟炸，組織就日漸受損。有一些研究人員相信自由基破壞是人體老化的主要原因，隨著人體變老，它一生所承受累積的自由基攻擊損害就更多。

到今天，一般認為約有六十種左右的退化性疾病的成因與發病跟自由基有關。更多的疾病也隨著研究發現慢慢地增加到這個清單中。那些連接自由基到如心臟病及癌症等主要致死疾病的研究，已經擴張到包括動脈硬化、中風、靜脈曲張、痔瘡、皮膚皺紋、皮膚炎、關節炎、消化疾病、生殖疾病、白內障、失去元氣、糖尿病、過敏與記憶退化。

經由我們所呼吸空氣裡的污染物與日常飲食中的化學添加物與毒物，使我們暴露在自由基的攻擊之下。某一些自由基反應是細胞新陳代謝自然過程的一部分，我們無法在我們的環境中避免所有的自由基，但是我們可以限制它們的生成。舉例來說，抽菸會造成肺部的自由基反應，某些食物與添加物也會促進破壞性的自由基反應，而對整個人體造成影響。隔絕自己與這些會造成自由基反應的物質，將降低你發生某些退化性問題的風險。從這個角度來說，你所食用的油對你的健康就會有非常明顯的影響，因為很多種油脂都會促進自由基的生成。

多元不飽和油脂

當營養師告訴我們要減少脂肪的攝取，而我們自然就只會想到飽和脂肪。但這個建議是要減少所有的脂肪，包括多元不飽和脂肪。當我們試著要減少飽和脂肪的攝取時，我們常常是以植物油來取代動物來源的油脂；然而，很多植物脂肪並沒有比那些我們避免攝取的動物脂肪來得好。在某些情況下，它們甚至更糟，而造成植物油潛在危害的原因來自它們的不飽和狀態。多元不飽和油脂分子裡的雙碳鍵是高度脆弱，非常容易受到氧化與自由基生成的攻擊。

多元不飽和油脂在暴露到氧氣、熱及光線（陽光或人造光）後會氧化而產生毒性，因而變腐敗與生成自由基。自由基會耗盡我們的抗氧化物存量，並造成化學反應而損害組織與細胞。當油脂從種子被榨取出來後，便馬上暴露在氧氣、熱及光線下，所以油脂的氧化甚至在它們還沒有離開工廠前就開始了。等到我們在商店裡把油買到手的時候，它已經是某種程度的腐敗了。當一種油脂的加工程序越多，它氧化的機率就越高；最安全的植物油是那些在低溫下製成，並包裝在深色容器中的。冷壓油脂經過最少加工，因此它們還保有其大部份的天然抗氧化物質。這些抗氧化物質是重要的，因為它們藉由減緩氧化與自由基生成來阻止油脂腐敗。

油脂都是詐騙大師。你無法分辨誰是好人、誰是壞人。因為它們都長的差不多一樣。最毒的植物油可以跟理想狀態下新鮮榨取的油脂一樣的讓你覺得香甜與純淨。瑞士雀巢研究中心（Nestle Research Center）覺格．羅利格博士（Jurg Loliger, Ph.D.）在他的權威著作「自由基與食品添加物」（Free Radicals and Food Additives）中表示植物油中的一級氧化物質並沒有令人不舒服的味道或味覺，但次級劣化的物質通常是非常強的調味劑，能改變物質的結構。因此，純的植物油可能已經腐壞的很厲害，但卻完全沒有跡象，因為它是聞不出來也嚐不出來的。你可能會吃到腐壞的植物油，然後自己卻不知道；如果該植物油又跟其它物質混在一起，在油中的自由基反應很可能會讓那些其它的物質產生不舒服的味道。

當植物油生產完成後被儲存在倉庫中，用高熱的卡車運送，然後在商店上架時，它們就處於腐壞的狀態，它們並沒有被冷藏。植物油通常都是裝在透明的容器裡，在光線的照射下產生更多的自由基。這些油在被消費者買走前，已經在溫暖的氣溫中與光線的暴露下好幾個月。純的植物油並不會產生任何注意得到的腐敗跡象，因此我們以為它們是安全的，但其實所有傳統工法製造與精煉的植物油在抵達商店的時候都已經腐壞到某個程度了。

更糟的是，我們買回家後的這些植物油，又被我們放在廚房櫃子裡好幾個月，而當我們使用它們的時候，總會與食物一起烹調，烹調過程會加速氧化反應，使油變得更腐敗、更不健康。諷刺的是，人們會在健康食品店買冷壓的油，然後透過烹調把那些油變成危害健康的物質。研究顯示，以加熱過的液態玉米油為主的飲食，會比以未加熱玉米油為主的飲食，導致更多的動脈硬化。即使是少量加熱多元不飽和植物油，但在長時間頻繁的食用時，也會影響你的健康。

所有的植物油都應該密封在不透氣、不透光的容器裡，並收藏在冰箱中。雖然這樣做並不會完全防止自由基的生成，但至少能達到減緩的效果。如果你家中有任何的油脂並不是這樣收藏的，請馬上把它們丟棄，因為你的健康比那幾塊錢的成本來得重要。

今日市面上大部份的植物油，即使是標榜為健康食品的品牌，也都是經過高度加工與精煉處理。在精煉的過程中，油脂的分離是透過添加石化溶劑到原料裡，然後將之煮沸以蒸發出所添加的石化溶劑。這些油是在高達華氏四百度（約攝氏二百零四度）的高溫下，精煉、脫色及去除異味。其中，添加化學防腐劑來延緩氧化是較常見的手段。

油脂的加工程序越少，危害性就越低。最天然的油脂是透過機械加壓，在低溫、不添加任何化學物質下，從種籽榨取而得。用這個方法所取得的油脂稱爲「榨壓」（expeller-pressed）或「冷壓」（cold-pressed）油脂。這才是你唯一應該要吃的油脂。但請小心，即使是這類型的油也會氧化，因此必須正確的包裝、存放與使用。

飽和脂肪

相較於不飽和脂肪（單元或多元）來說，飽和脂肪最明顯的優點就是它們沒有缺少氫原子或是有雙鍵碳原子，這代表它們不像不飽和脂肪那樣的容易氧化及生成自由基。食品製造商在數十年前就知道這個差異。它們添加飽和脂肪（通常是椰子油與棕櫚仁油）到它們的食物中，因爲這些飽和脂肪可以協助防止食物因自由基生成而腐壞。

過去多年來，大部份食物中的熱帶油脂已經被氫化或部分氫化的植物油所取代。**氫化是一個將不飽和植物油透過化學方式改變為較飽和脂肪的一個過程**。透過氫化增加飽和度能讓油不容易腐壞，而且也比使用動物或熱帶油脂在經濟上更爲便宜。**氫化的過程是將油脂加熱到高溫後，再以衝擊的方式加入氫原子，進而產生出具毒性的反式脂肪酸**。我們的身體可以處理天然的脂肪，但卻無法處理人造的反式脂肪，反式脂肪跟很多健康問題是相關的。起酥油跟人造奶油是飲食中應該要完全避免的氫化油。

在一九五〇與一九六〇年代，飽和脂肪跟膽固醇升高剛牽連在一起時，研究人員開始尋找飽和脂肪的其它潛在壞處。他們的理論根據是——如果過量攝取飽和脂肪會提高罹患心臟病的風險，那飽和脂肪也可能跟其它的疾病有關聯。研究人員開始研究飽和脂肪跟癌症的關係，其結果反而令研究人員震驚；與其它種類的油脂相比，飽和脂肪似乎有防止癌症的保護作用，而不是癌症的成因。加工過的非氫化多元不飽和油脂倒是被發現會致癌，而且不飽和的程度越高，致癌的風險就越高。

其它諸如氣喘、過敏、記憶衰退、老化等症狀也較常出現在食用精煉多元不飽和油脂的人身上，而非在食用飽和脂肪的人身上。這些多元不飽和油脂的另一個問題是它們對人體免疫系統的影響，而我們的免疫系統是維持身體健康的依據。多元不飽和油脂會抑制免疫系統運作，讓我們易受疾病侵犯與提早老化。不飽和脂肪不但會抑制免疫系統運作，甚至還會殺死白血球細胞。你的免疫系統健康與否，大部分決定了你抵擋疾病跟維持健康的能力。研究人員相信，自由基是導致這些症狀的罪魁禍首。當你食用傳統工法加工的多元不飽和油脂，那種在商店販賣的典型油脂，其實只是提供疾病一條通道，縮短你自己的生命罷了。

由於飽和脂肪中並沒有雙碳鍵，那種容易受破壞形成自由基的薄弱環節，在很多情況下飽和脂肪是相對穩定的。飽和脂肪可以被暴露在熱、光線及氧氣之下而不會有顯著的氧化反應或自由基生成。基於這個原因，它們是更適合與食物一起使用的油脂，特別是當食物還要經過烹調或還會被存放一段時間的時候。飽和脂肪即使被加熱到正常烹調溫度時仍然維持穩定。這是爲什麼從烹調的角度來說，它們優於多元不飽和油脂的原因。

椰子油爲非常飽和的脂肪，而在所有的食用油中，則是最不會受到氧化反應與自由基生成的影響，因此是最安全的烹調用油。**用椰子油來取代你現在使用的液態植物油，可以協助你避免很多使用氧化油脂所帶來的健康問題**。儘管椰子油明顯無害是它很確定的優點之一，但這並不是椰子油是好油的主要原因。**椰子油中的中鏈脂肪酸所具有的特性，才是真正讓椰子油如此特別且被認為是地球上最健康的油的真正原因**。

反式脂肪酸

反式脂肪酸是由現代科技所創造出來的，對人體來說是一種外來的異物。由於這種脂肪與身體健康所需要的天然脂肪酸不同，我們的身體無法有效率的使用這些反式脂肪。就像把蘋果汁加入你車子的油箱一樣——你的車子並無法發動，蘋果汁中的糖分會讓引擎凍結，就像反式脂肪會讓我們的細胞凍結，無法正常的運作一樣。攝取越多的反式脂肪，細胞破壞就越大，直到整個組織和器官受到嚴重影響，最後結果就是致病。

在整個萃取、精煉去除異味的加工過程中，植物油被加熱到華氏四百度（攝氏約二百零四度）有相當的一段時間。植物油也常常被氫化以製成固態脂肪。在氫化的過程中，更高的溫度與更長的時間會製造出更大量的反式脂肪。**起酥油和人造奶油就是氫化油**。平均來說，它們含有約百分之三十五的反式脂肪，但是某些品牌會高達百分之四十八。傳統工法加工出來的液態植物油中約含有百分之十五到百分之十九的反式脂肪。

很多研究人員相信，相較於任何其它的食用脂肪，反式脂肪酸對於心血管疾病的生成有更大的影響。目前研究明確地顯示，反式脂肪酸會導致動脈硬化與心臟病。比方說，在動物測試研究中，餵食反式脂肪飼料的豬，較之餵食其它種類脂肪的豬，會造成更廣泛的動脈硬化現象。

研究人員預估，在美國至少有三萬個過早死亡的案例，是食用反式脂肪所造成的！新英格蘭醫學期刊報導了一個長達十四年，針對超過八萬名以上護士所做的研究結果（新英格蘭醫學期刊，一九九七年十一月二十日）。這個研究記錄了所有研究參與者中的九百三十九起心臟病發的例子；其中攝取大量反式脂肪的女性，較之攝取最少反式脂肪的一群，其罹患心臟病的機率是超過百分之五十三。這項研究所發現的另一個有趣的事實是，總脂肪的攝取對心臟病發的風險幾乎沒有什麼影響。實驗對象中，攝取最多脂肪（卡路里的百分之四十六）的女性相較於攝取最少脂肪（卡路里的百分之二十九）的女性來說，前者心臟病發的風險並沒有比較高。

執行這項研究的哈佛公共衛生學院與波士頓布萊根婦女醫院的研究人員認爲，這個結果顯示，在防止心臟病發作上，限制反式脂肪的攝取會比減少總脂肪攝取來的更爲有效。在典型的西方飲食中，約有百分之十五的脂肪是反式脂肪。

反式脂肪影響的不只是我們的心血管健康。根據瑪麗．恩妮格博士的說法，當猴子的飲食中加入人造奶油所含有的反式脂肪後，較之那些沒有餵食反式脂肪的猴子來說，它們的紅血球會喪失連接胰島素的能力，這代表著反式脂肪與糖尿病的相關性。各式各樣的負面健康影響已確定跟反式脂肪有關，例如癌症、心臟病、多發性硬化症、憩室炎、糖尿病併發症及其它退化性症狀。

氫化油是科技下的產物，也幾乎是現存常用食品添加劑中最具破壞性的。當你食用人造奶油、起酥油、氫化油或部分氫化油（常見的食品添加劑）時，你就是在攝取反式脂肪。很多你在商店中所購買或是餐廳裡所提供的食物，都是用氫化油製作或烹調出來的。商店或餐廳裡所販賣的油炸食物通常也是用氫化油所烹調出來的。很多冷凍、加工食品也是以氫化油所製作或烹調出來的。氫化油被使用在薯條、餅乾、薯片、冷凍派、比薩、花生油、糖霜、糖果及如無乳油冰淇淋等冰淇淋添加物之中。

而商店中所購買的加工植物油也沒有好到哪裡去，在榨取跟精煉過程中的高溫一樣會產生反式脂肪。所以即使未經過氫化過程，但廚房架上的那瓶玉米油或葵花油也還是含有反式脂肪。除非是經過「榨壓」或「冷壓」的植物油，不然就是含有反式脂肪。大部份知名品牌的植物油或沙拉醬料都含有反式脂肪。

不管任何來源的飽和脂肪都比較能夠承受烹調所產生的溫度，也因此不會產生反式脂肪或生成有害的自由基；所以，它們是相對較佳的烹調用油。飽和脂肪是唯一可以被加熱或烹調的安全脂肪，很多人卻因爲擔心心臟病而不敢去使用飽和脂肪；但椰子油其實是對心臟有益的，而且是可以放心烹調的，它不但不怕熱，還是可以促進健康的優秀油脂。

中鏈三酸甘油脂油品

中鏈三酸甘油脂油品（有時稱爲經分餾的椰子油）在運動營養及醫院裡的靜脈配方中，漸漸的廣爲流傳；就算現在沒有，你將來也很可能會在健康食品專賣店中發現這個名詞。如同你在這一章的一開始所學習到的一樣，脂肪酸一般是以三個成組的形態出現，這種成組的脂肪酸就稱作三酸甘油脂；中鏈三酸甘油脂油品基本上就是由百分之百的中鏈脂肪酸所組成的油脂，這些脂肪酸是從椰子油或棕櫚仁油中所萃取出來的。而由於中鏈脂肪酸具有許多健康益處，商人們開始生產完全是中鏈脂肪酸的油脂；相較之下，椰子油只含有百分之六十四的中鏈脂肪酸。

早從一九五〇年代開始，人們就發現並享受到椰子油所含有中鏈脂肪酸具有的某些特殊健康功效。也因爲如此，椰子與中鏈三酸甘油脂油品，從那個時候到現在，就被醫院拿來治療吸收不良症候群、囊腫纖維化與癲癇，也能促進蛋白質與脂肪的新陳代謝與礦物質的吸收。由於它們有較優秀的營養益處，醫院以中鏈脂肪酸爲配方來提供營養給嚴重燒傷或患有重度疾病的病患。椰子油及最近才有的中鏈三酸甘油脂油品，早就是市面上嬰兒食品的重要成份，同時也是醫院用來治療與滋養早產兒的必要配方。運動員利用中鏈三酸甘油脂油品來降低或控制體重，同時提高運動表現。你可能也會看到中鏈三酸甘油脂油品或分餾椰子油被當作營養補充品或烹調用油在販售。

椰子油所含的中鏈脂肪酸所具有的健康益處是很多的，每一種單獨的中鏈脂肪酸對於人體都有稍微不同卻互補的功效，所以它們都是重要的。除了其它有益的脂肪酸之外，椰子油所含有的中鏈脂肪酸有月桂酸（百分之四十八）、辛酸（百分之八）、癸酸（百分之七）。與椰子油不同的是，市面上的中鏈三酸甘油脂油品幾乎都只含有二種脂肪酸；亦即約百分之七十五的辛酸，與約百分之二十五的癸酸。在我看來，這是個主要的缺點，因爲它們只有很少或沒有任何的月桂酸，**而月桂酸很可能是中鏈脂肪酸裡最重要的一個**。我會在接下來的第四章中解釋，月桂酸是非常重要的一種養分，它提供了一些非常有價值的健康益處；而富含月桂酸的椰子油，含有完整的中鏈脂肪酸與其它的養分，它平衡的提供了數種脂肪酸，而非只有二種，並且與中鏈三酸甘油脂油品不同的是，椰子油是完全天然的。中鏈三酸甘油脂油品是從椰子油所提煉與純化出來，是一個人造而非天然的油脂。

肥皂與化妝品產業使用月桂酸做爲淨化劑，這讓辛酸與癸酸成爲製程中的副產品，也能被便宜的使用在其它地方。雖然它們沒有被使用在化妝品產業中，這些中鏈脂肪酸具有重要的營養與藥學應用，它們被使用在各式各樣的營養補充品和食用配方中，它們也是市面上中鏈三酸甘油脂油品的主要成分。

第3章

對抗心臟病的新武器

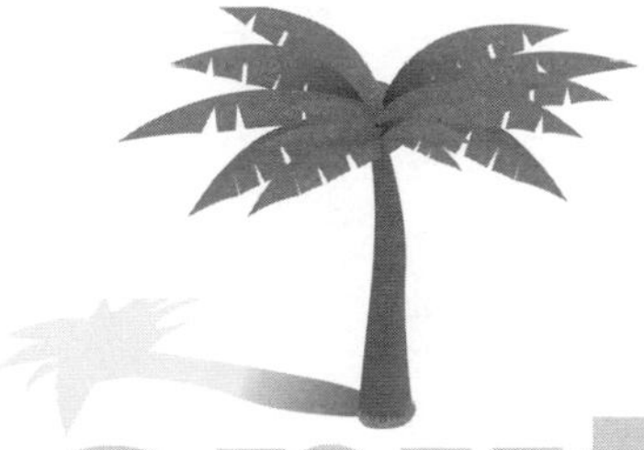

The Coconut Oil

在不久前跟朋友的聚餐中，我剛好提到椰子油是人們可以使用最健康的油脂。朋友中的某一個人不贊成我的說法，加重語氣的回答說：「椰子油是不健康的；它會導致心臟病的發生。」我快速且簡單的駁斥說：「那爲什麼太平洋島民在數百年前沒有全數消失？」我的對手不知道如何回應這個說辭。一個簡單的事實是：以富含椰子傳統飲食爲主的太平洋島民不會罹患心臟病。

椰子成爲太平洋島民的主要飲食內容已經有數千年歷史。他們每天食用大量的椰子。依常識判斷如果椰子像我們被灌輸的如此有害，那麼所有的太平洋島民早在幾千年前就死亡殆盡了。但是，在這些島民尚未採納現代食物之前，那裡從未聽聞過心臟病或其它退化性疾病。**心臟病只有在島民放棄傳統以椰子跟椰子油為主的飲食，改為現代加工食品與精煉椰子油之後才開始出現。**

在十六與十七世紀時，去過南海島嶼的早期探險家們形容當地的島民爲極度強壯、有力的體格、美妙的身材親切，這些島民以他們的美麗、優越的生理發展與健康而著名，某些島民甚至被看作等同於伊甸園內的居民般，擁有幾近完美的身材與外貌。某些觀察可能對於青春之泉這個民間傳說有推波助瀾的效果，在某個神秘島嶼上有著這麼一種泉水，是歐洲幾世紀以來的傳說，讓如寰・龐塞・德里昂（Juan Ponce de Leon）之流的探險家徒勞無功的搜尋這麼一種神話泉水。雖然這一種能夠帶來永恆青春的泉水是找不到的，但是島民們的確擁有某種的青春之泉，那種泉水是存在於椰子樹，他們稱之「生命之樹」的果實裡。椰子中所含能賦予生命的液體（油及椰奶）給了這些島民一定程度的年輕健康，遠好過那些來自歐洲的訪客。

直到最近，科學才開始揭開這些島民如此健康的秘密，也發現到椰子油所具備的許多奇蹟療效。透過諸如威士頓・普萊斯（Weston A. Price）、伊恩・普來爾、強・卡巴拉（Jon J. Kabara）等人的開創性研究，我們現在知道是以椰子爲主的飲食，才能讓這些島民擁有如此的健康與年輕的外貌。

關於普卡普卡及托克勞的研究

我們早就觀察到那些生活在太平洋群島、亞洲，飲食內容以富含椰子爲主的族群，令人驚訝的沒有心血管疾病、癌症及其它退化性疾病。針對那些以椰子爲主要來源，擁有高脂肪飲食習慣的族群，所執行過最完整的研究是普卡普卡（Pukapuka）以及托克勞（Tokelao）島嶼的研究報告。這是個長期、跨領域的研究，建立在評估那些住在珊瑚礁島居民的健康狀態，及他們移民到紐西蘭後的結果，在那裡這些島民接觸到了西方食物與影響。普卡普卡及托克勞研究是從一九六〇年代初期開始執行，研究包括了二座島嶼上的所有人口，約二千五百多人。

普卡普卡島及托克勞島地處南太平洋靠近赤道的位置，普卡普卡島是北庫克群島中的一座珊瑚礁島，而位在其東南方約四百英里的托克勞島是另一座珊瑚礁島，兩者都屬於紐西蘭的管轄範圍。長久以來，二座島嶼上的族群是相對隔絕於西方影響之外，而當地的飲食習慣與文化基本上仍維持著過去幾個世紀以來的狀況。普卡普卡以及托克勞是玻里尼西亞群島中相對孤立的島嶼，因此他們跟玻里尼西亞以外的人幾乎沒有任何來往。

由於這些珊瑚礁島上的珊瑚沙具滲透性、缺乏腐植質，因此無法像其它熱帶島嶼般孕育可供作食物的農作物。椰子樹及少部分含澱粉的熱帶水果、根莖蔬菜形成當地居民的主要食物來源，海魚、豬及雞則是他們少量的肉食來源，他們偶爾也從停靠的貨輪上取得一些麵粉、米、糖及罐裝肉品。他們的飲食主要是高纖維、低糖。

二座島上的標準飲食內容是取自椰子油的高脂肪，但是他們卻仍然維持著低膽固醇。每一餐中或多或少都含有椰子在內：青椰子提供了飲料來源；成熟的椰子則以磨碎或椰奶的形式與芋頭根、麵包果或米一起烹調；而小片的椰肉則成爲重要的零食，植物、水果和魚則是與椰子油一起烹調。在普卡普卡島上，椰子汁液或棕櫚汁則被當作麵包的甜味劑與發酵劑使用。

研究人員發現在西方的標準下，整體來說兩個族群都擁有非常好的健康，沒有任何跡象顯示他們有腎臟疾病、影響脂肪吸收的甲狀腺低能症或高膽固醇血症（高血液膽固醇）。儘管他們的飲食含有非常大量的飽和脂肪，所有的居民都是身材精實且健康；事實上，整個族群在對照營養師所使用的身體質量指數（ＢＭＩ）數據時，他們擁有最理想的體重身高比例，他們身上不常見到消化毛病或便秘，他們平均一天排便二次或以上，一般也看不太到諸如動脈硬化、心臟病、結腸炎、大腸癌、痔瘡、潰瘍、憩室病及闌尾炎等症狀。

飽和脂肪的消耗

美國心臟協會建議一般人每日的脂肪攝取不應超過總卡路里數的百分之三十，其中的飽和脂肪不應超過百分之十，但托克勞人很明顯的不知道有這些建議——他們將近百分之六十的能量是來自脂肪，而且幾乎都是來自椰子的飽和脂肪。普卡普卡人的飲食中大部份也是來自椰子的飽和脂肪酸，約佔總能量的百分之三十五。

大部份食用典型西方飲食的美國人，他們的脂肪攝取約佔總卡路里的百分之三十二到三十八，大部份是來自不飽和植物油；然而他們卻仍受到許多種退化性疾病的摧殘，也有體重相關的問題。相較之下，研究中的島民在類似或更多於一般美國人的脂肪攝取下，其中更包含了超量的飽和脂肪，他們卻相對免於罹患退化性疾病，且總體來說是身材精實又健康。

伊恩．普來爾醫生和他的同事，在根據西方國家的脂肪攝取數據下，計算了這些島民的膽固醇水平，這些島民的實際血液膽固醇濃度比預估低了七十到八十毫克，只到約每公合一百七十到二百零八毫升。托克勞人的膽固醇是兩者中較高的，因為他們的脂肪攝取佔總卡路里的百分之五十七，其中飽和脂肪佔了總卡路里的百分之五十，他們的食物消耗，包括進口麵粉、米、糖及肉類也比較高；兩者飲食中也少有膽固醇與多元不飽和脂肪酸。普來爾醫生注意到血管相關的疾病在這兩個族群中是罕見的，因此沒有證據顯示來自椰子的高飽和脂肪攝取是有傷害性的影響。

飲食習慣改變影響健康狀況

從托克勞島民的脂肪攝取改變後，所觀察到的動脈硬化風險的提升，與他們從珊瑚礁島移民到環境截然不同的紐西蘭有關聯。這個遷移也讓他們飽和脂肪的攝取從約總能量的百分之五十，實質降低到約百分之四十一，增加食用膽固醇的攝取到三百四十毫克，以及增加多元不飽和脂肪與糖類的攝取。脂肪改變包括總膽固醇的增加、更高的低密度脂蛋白（ＬＤＬ，壞的膽固醇）與三酸甘油脂、更低的高密度脂蛋白（ＨＤＬ，好的膽固醇）。

托克勞島民的血液膽固醇在他們移民到紐西蘭後變高了，儘管他們飲食的總脂肪量是減少的，從在托克勞的百分之五十七，其中百分之八十來自椰子油，降低到在紐西蘭的百分之四十三。他們食用更多的白麵包、米、肉及其它的西方食物，而食用較少他們原本高纖維、富含椰子的食物。

領銜執行這兩個族群研究的伊恩·普來爾說：「血管相關的疾病在這二個族群中是罕見的，因此沒有證據顯示高飽和脂肪攝取對這兩個族群有傷害性的影響。」他的研究證明了含有非常高量椰子油攝取（高達總卡路里的百分之五十）的飲食是沒有傷害性的。

其它的族群研究

其它在一九九〇年代所執行，被統稱爲「基塔瓦研究報告」（Kitava Study）的一系列研究，檢驗了在巴布亞新幾內亞附近，基塔瓦小島上南太平洋居民的健康與飲食。瑞典隆德大學的史達芬．林德伯格博士（Staffan Lindeberg, M.D., Ph.D.）以及他的同事，在長達數年的時間中，研究了一個約一萬二千人、以富含椰子與椰子油的古老飲食爲主的族群。雖然研究人員對於當地人「食用大量的椰子」本身有所擔心，他們卻完全找不到任何心臟病的例子——一個都沒有！這些當地人沒有高血壓、沒有動脈硬化、沒有心絞痛、沒有因缺血性心臟病或中風而死亡的人；當地的醫療管理當局也沒有任何記錄顯示曾經有類似的死亡案例。

研究小組也發現，在當地完全沒有糖尿病、癡呆症，或其它在西方常見的退化性疾病；即使是族群中最年老、接近一百歲的成員們也完全沒有心臟病或癡呆症，而是健康到還能保持非常高的肢體活動能力，這些人在他們一生中每天都吃椰子跟椰子油。如果在一百年中每天吃椰子油都不會有心臟病（或其它相關的退化性疾病），那你可以放心的認爲不論你吃多久，椰子油都不會導致心臟病。這一系列的研究提供了更多科學根據，來證明椰子油對心臟是無害的。

我們從這些與類似的島嶼研究中可以得到的結論是，由椰子油組成的高飽和脂肪飲食對健康是沒有傷害性，而且不會導致動脈硬化；更確切的說，那些攝取椰子油而非其它植物油的人，神奇的免於西方常見的退化性疾病的困擾。他們也擁有幾近理想的體重，以及看似完美健康的範例，但當這些人的飲食開始以其它油脂與加工食品（通常都是含有多元不飽和油與氫化油）來取代椰子油的時候，他們的健康就會衰退。

飽和脂肪與膽固醇

飽和脂肪很早以前就被貼上標籤，是不惜代價迴避的食品壞人。我們買各種的瘦肉、脫脂牛奶、低脂食品就爲了限制我們對這種可怕物質的攝取。但是爲什麼飽和脂肪這麼不好呢？說起來也只有一個原因：飽和脂肪容易由肝臟轉換爲膽固醇，而膽固醇會提高血液膽固醇濃度，進而增加罹患心臟病的風險。

但是，與一般大眾認知剛好相反的是，飽和脂肪跟膽固醇都不會導致心臟病，這是一個脂肪研究人員跟醫藥專家都知道的事實，只有大部份的其他人不知道。高血液膽固醇只是所謂的心臟病風險中之一，這句話的意思是那些罹患心臟病的人有時候會有高血液膽固醇濃度的現象；不是每一個有高血液膽固醇的人都會得心臟病，同時也不是每一個有心臟病的人都有高血液膽固醇。如果高血液膽固醇是心臟病的成因，那每一個因爲心臟病死亡的人都應該要有高血液膽固醇，但是事實卻不是這樣，實際上，大部份心臟病患者的血液膽固醇都不高。

其它與心臟病相關聯的風險因子有高血壓、年齡、性別（男性）、抽菸、糖尿病、肥胖、壓力、缺乏運動、胰島素濃度、高半胱胺酸濃度等。高膽固醇對心臟病的致病率也不過就像年齡和男性這兩個風險因子一樣，只是剛好被牽連到罷了。

「阻塞動脈的飽和脂肪」這句術語本身就是用詞不當。堆積在動脈沉澱物裡的脂肪主要是不飽和脂肪（百分之七十四）及膽固醇。飽和脂肪並不像多元及單元不飽和脂肪一樣，容易堆積在動脈中，因爲飽和脂肪不容易氧化，而只有氧化脂肪最後會堆積成動脈沉澱物。植物油非常容易因爲過度加工與加熱而氧化，而飽和脂肪也並非肝臟轉換爲膽固醇的唯一物質，還有其它的脂肪和碳水化合物，即所有水果、蔬菜及穀類的主要成分，最後也會在身體內變成膽固醇。若只強調飽和脂肪會提高血液膽固醇是非常不正確而且誤導的。

椰子油與膽固醇

所有對椰子油的批評主要都來自椰子油是一種飽和脂肪，而飽和脂肪被認爲會提高血液膽固醇。然而，從來沒有任何合理正當的研究曾顯示出天然、未氫化的椰子油對血液膽固醇濃度有負面的影響；事實上，許多研究已經清楚證明椰子油對膽固醇濃度的影響是中性的。

椰子油對膽固醇沒有負面的影響，是因爲它主要是由中鏈脂肪酸所組成。這種脂肪酸跟其它食物來源中所常見的脂肪酸不同，它幾乎能馬上燃燒提供身體能量，而不像其它種類的脂肪酸會被轉換爲體脂肪或膽固醇，因此對血液膽固醇濃度沒有影響。

雖然椰子油對血液膽固醇的直接影響通常是呈現中性的，但椰子油卻可能會經由促進新陳代謝功能，而間接降低低密度脂蛋白（ＬＤＬ）膽固醇，並提升高密度脂蛋白（ＨＤＬ）膽固醇（請見第五章中椰子油對新陳代謝影響更完整的討論）。例如，在菲律賓所執行的一項研究中，十位醫學院學生參與由不同濃度的動物脂肪與椰子油所組成的飲食試驗。在已知動物脂肪會提高血液膽固醇的前提下，配合不同組合的動物脂肪與椰子油，以脂肪攝取佔總卡路里的百分之二十、百分之三十、百分之四十等三個階段的方式來實驗。在每一個階段中，動物脂肪與椰子油的比例再細分爲一比一、一比二、一比三後，此時在所有試驗學生身上觀察不到膽固醇濃度的變化。只有在油脂比例倒反過來，即動物脂肪攝取比椰子油多，且脂肪攝取達到總卡路里的百分之四十後，才看得到明顯的血液膽固醇增加。這個研究證明椰子油對血液膽固醇濃度不僅沒有負面影響，而且還會降低動物脂肪提高膽固醇的影響。

針對食用椰子油族群所執行的流行病學與臨床研究結果顯示，食用椰子油不會造成高血液膽固醇或冠狀動脈心臟病。只有在這些原住民改變他們的飲食，以精煉多元不飽和植物油來取代椰子油時，罹患心臟病的風險才會增加。

那些以大量椰子油爲傳統飲食內容的人有非常低的心臟病發生率與正常的血液膽固醇濃度，這有充分文獻記錄可證明。那些食用大量椰子油的族群擁有卓越的心血管健康，他們沒有西方國家心臟病發與中風所具備的任何特徵。

幾千年來椰子是斯里蘭卡飲食的主要脂肪來源，一直到一九八〇年代初期之前，那裡的每一個男人、女人及小孩平均一年食用相當於一百二十顆的椰子。儘管他們吃了這麼多的椰子，該國的心臟病比例在當時還是全世界最低的國家之一，每十萬個死亡案例中，只有一個是跟心臟病有關。在過去二十多年中，加工植物油已經取代了大部份的椰子油並成爲斯里蘭卡的主要油脂攝取來源，椰子油的消耗因而降低。結果，有趣的事就接著發生了：隨著椰子油消耗的降低，心臟病發率就增加了，以其它植物油來取代椰子油的結果是心臟病率的增加，而非減少。

在一九七九年，印度的喀拉拉邦，當人們仍遵循傳統，食用大量的椰子與椰子油時，平均每一千人中有二點三人有冠狀心臟病。而在一九八〇年代，一項以椰子油是「不健康」的飽和脂肪爲理由，而反對食用椰子油的活動，讓椰子油的消耗減少，取而代之的是加工植物油。結果是，在到了一九九三年之前，當地的心臟病發生率就提高了三倍！

在印度，所有以其它種類植物油大量取代椰子油的地區，心血管疾病的發生仍在增加中。現在，該國參與有關飲食與心臟病研究的研究員開始建議一般大眾食用椰子油以降低心臟病的發生，這個建議是根據他們觀察其它種類植物油在取代椰子油後的心臟病發生率，所得出的結論。

在西方國家，精煉植物油是主要的脂肪來源，而心臟病佔了將近一半的死亡案例。看來，如果你想要保護自己不受心臟病的威脅，你應該用椰子油來取代加工植物油。

血液凝塊與心臟病

影響心血管健康的其中一項重要因素是血液凝塊的趨勢。當你被割傷時，你血液中稱爲血小板的蛋白質會聚在一起，在傷口處形成凝塊來防止你失血致死。在健康的人身上，只有在有傷口或受傷的時候，血液會變得黏稠，假如你能夠把手伸到身體裡面，去觸摸在動脈奔流的健康血液細胞時，你會發現他們摸起來滑滑的；但在剛心臟病發的人身上會發現，他們體內的血液比未曾經歷過心臟病發的人還黏稠約四點五倍，在顯微鏡下你可以觀察到，血小板都黏在一起、也黏在動脈壁上，這會造成血液凝塊的形成，進而阻塞血管的流動，導致心臟病發或中風。

對於飽和脂肪最常見的批評是它會增加血小板的黏性（血液黏稠），進而引發血液凝塊。某一些長鏈飽和脂肪的確會增加血小板的黏性，但大部份植物油中的多元不飽和脂肪也會增加血小板黏性。

實際上，**除了omega-3脂肪酸（例如亞麻仁油、魚油）和中鏈脂肪酸（例如熱帶油脂）外，所有的飽和與不飽和脂肪食用油脂都會增加血小板黏性，即使是所謂的「對心臟健康」的橄欖油也會增加血液凝塊的風險**。因此，只要你吃玉米油、葵花油、大豆油、棉籽油、菜籽油及花生油，你就是在增加你心臟病發或中風的風險，食用omega-3脂肪酸跟中鏈脂肪酸則是會降低這個風險。

動脈硬化與心臟病

如果要了解椰子油爲何能防止心臟病，那你就必須對心臟病的成因有一個基本的認知。心臟病是由動脈硬化所造成的，而動脈硬化則是來自動脈中所形成的斑塊。如果你問大部份的人動脈硬化是如何造成的，他們大概都會告訴你是因爲血液中的膽固醇太高的緣故，這個說法被稱爲心臟病的「膽固醇或脂質」假說。儘管這是大眾媒體（和黃豆產業）所大聲疾呼的內容，但這個理論從未眞的符合任何的臨床觀察或科學研究，因此已經被「損傷回應」假說（response-to-injury hypothesis）所取代。

是什麼導致斑塊在動脈中堆積，然後造成動脈硬化呢？當我們想到動脈硬化，一般會將它跟膽固醇連結；但是，膽固醇不會閒著沒事就跑到動脈去，沒來由地突然決定要沾黏在某處，而是我們的身體會利用膽固醇來填補、修復動脈壁上的損傷。事實上，動脈硬化或斑塊的形成甚至可以不需要膽固醇。不同於一般大眾的認知，動脈斑塊的主要成分並不是膽固醇，而是蛋白質（主要是傷疤組織）。某些硬化動脈中只有很少量或沒有任何膽固醇。

根據「損傷回應」假說，動脈硬化的發展起始於動脈壁內膜的損傷，這個損傷可能是很多原因造成的，譬如毒素、自由基、病毒或細菌。如果造成損傷的原因沒有被排除，將會導致進一步的損傷，只要刺激與發炎繼續存在，傷疤組織就會一直生成。

當凝血蛋白質（血小板）損傷時，它們會產生黏性相互聚集在一起，然後附著到受損傷的組織上，就像是用繃帶包紮傷口般的協助受損傷組織復原，這是血液凝塊生成的原因。任何原因造成的損傷都會引發血小板的聚集或凝塊，然後動脈細胞會釋放出蛋白質成長因子，並刺激動脈壁中肌肉細胞的成長。因此，一個由傷疤組織、血小板、鈣質、膽固醇及三酸甘油脂所組成的複雜混合物會在受損傷的地方形成，並治療該部位，這個纖維狀組織的物質才是斑塊的主要成分，而不是膽固醇。動脈硬化的特色是因沈積在斑塊中的鈣質所造成的。

不同於一般大眾的認知，斑塊並不像家用水管裡沾黏的泥土般堆積在動脈管的內層上，斑塊是長在動脈壁內，也是形成動脈壁本身的一部分。（見附圖描述）動脈壁是被一層強壯的環狀肌肉所包圍在外，能防止斑塊向外生長到動脈壁外。而當斑塊一直生長成的時候，由於無法向外拓展，它會開始向管壁內生長而關閉動脈通道，進而讓動脈通道變窄，然後阻斷血液流通。

動脈斑塊形成圖解

圖3.1 外壁、內壁、損傷

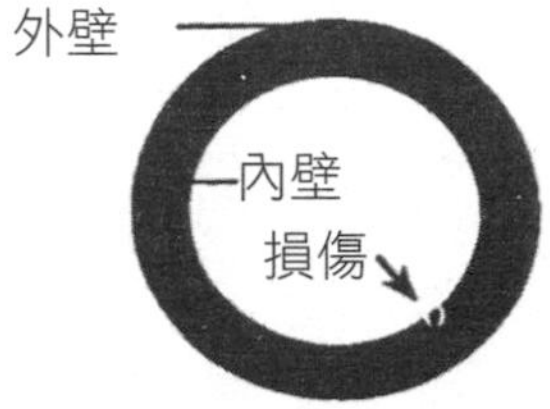

圖解3.1. 損傷出現在動脈內壁的表面上。

圖3.2

圖解3.2. 斑塊開始在動脈內壁上形成。

圖3.3

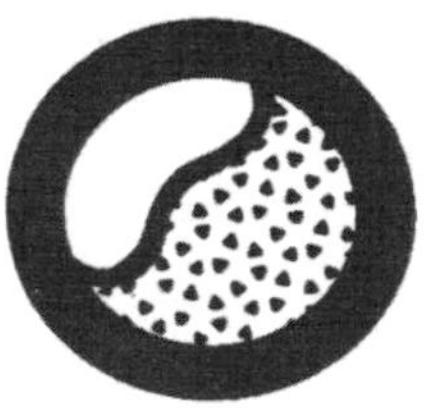

圖解3.3. 斑塊堆積向動脈管壁內生長而限制血液流通。

血小板會聚集在受損傷的地方並形成血液凝塊，塞住受損傷血管上的洞。但如果損傷持續存在或血液有凝塊的傾向，血液凝塊就有可能一直成長到把整個動脈管完全封閉的階段。一條因爲斑塊而變窄的動脈可以非常輕易地讓血液凝塊堵塞起來，當這樣的狀況發生在供給心臟血液的冠狀動脈上時，就是所謂的心臟病發。如果是發生在通往大腦的頸動脈時，就是中風。

慢性感染與動脈硬化

雖然跟心臟病連結的風險因素有很多個，但沒有一個真的有被證實過。缺乏運動跟高血液膽固醇都一樣是其中一個風險因素，但兩者都不會真的造成心臟病。如果缺乏運動會導致心臟病，那每一個不運動的人早就死於心臟病了，但是卻沒有。同理，每一個有高膽固醇的人不會都得到心臟病，就像有心臟病的人不會有高膽固醇一樣，風險只是一個被觀察到的連結，並不一定是成因。在有心臟病的人中，其中大部分人身上並沒有觀察到任何的這些標準風險因素。心臟病的真正成因是難以理解的，看來也似乎是多種因素所導致的。

慢性感染與動脈硬化是最近開始引起廣泛興趣的另一個調查領域，目前看來，似乎在持續的低度感染與心臟病之間，存有某種因果關係。最近的研究開始顯示出，某些微生物會造成心臟病動脈斑塊的形成。

大量的研究指出心臟病跟慢性細菌或病毒感染之間的關聯性。早於一九七〇年代，研究人員就在受皰疹病毒感染的實驗雞身上，發現動脈硬化的生成；一九八〇年代，在感染某些細菌（如幽門螺旋桿菌與肺炎披衣菌）及某些皰疹病毒（特別是細胞巨大病毒）的人身上也發現了類似的關聯。例如，芬蘭赫爾辛基大學的彼得拉．薩依庫（Petra Saikku）與她的同事，在一項研究中發現，四十個心臟病發的病人中的二十七個人及三十個有心臟病的男人中的十五個人，身上都帶有跟披衣菌有關的抗體，披衣菌較爲熟知的是它會導致牙齦疾病與肺部感染。而在沒有心臟病的調查對象中，四十一個人中只有七個人有這類型的抗體。在美國德州休斯頓的貝勒醫學院所做的另一項研究中，研究人員發現有百分之七十因爲動脈硬化而開刀的病人身上帶有常見於呼吸道感染的細胞巨大病毒（CMV）抗體，而在對照組中卻只有百分之四十三的人有這種抗體。

在一九九〇年代初期，當研究人員發現動脈斑塊中有細菌殘骸片段時，更多的證據支持了感染與心血管疾病間的關聯性。首先在動脈硬化斑塊中發現微生物的研究人員之一是鹽湖城LDS醫院與猶他大學的心臟病學家，布蘭特・穆雷斯坦（Brent Muhlestein）。穆雷斯坦跟他的同事，從九十個心臟病患者的冠狀動脈所取得的斑塊樣本中發現，其中百分之七十九有披衣菌的跡象，而一般人的動脈壁上只有少於百分之四的人有披衣菌的跡象。動物研究則提供了更直接的證據顯示細菌會造成慢性發炎與斑塊生成；穆雷斯坦的研究顯示，讓兔子感染披衣菌會明顯地增厚這些動物的動脈壁，而當給予這些動物抗體來殺死細菌後，它們的動脈厚度會變得較爲正常。

某些跟動脈硬化有關聯的細菌也會導致蛀牙跟牙齦疾病。北卡羅來納大學的詹姆士・貝克（James Beck）與其他在深入牙科資料後發現那些牙齒受到感染的人，通常帶有較高的心臟病與中風的機率，這些研究協助建立起牙齒健康與心臟病的關係。數十年來，我們已經觀察到牙齒健康與一般健康之間的關聯性，威士頓・普萊斯牙醫師在一九三〇年代對太平洋島民所做的研究中就已經觀察到這個關聯性，那些擁有最佳整體健康的人（也就是規律的食用椰子跟椰子油的人）

也擁有最棒的牙齒健康。

在發展中國家，每兩個成人中就有一個人的身上有幽門螺旋桿菌、肺炎披衣菌或細胞巨大病毒抗體。抗體的存在並不一定代表有感染症狀或動脈硬化，但那是一個曾受過感染的徵兆，來自這類有機物的感染通常是會無限期的持續下去。比方說，如果一個人感染到皰疹，皰疹病毒會永遠待在這個人身上。而人體免疫系統的強弱決定了病毒所能造成損傷的大小，免疫系統越弱，感染就越可能會一直存在而製造麻煩；當這些微生物進入到血液循環後，它們會攻擊動脈壁，導致慢性低度感染，而這種感染是沒有任何顯著的症狀，當微生物移居到動脈壁後，它們會對動脈細胞造成傷害。血小板、膽固醇及蛋白質，為了要修補這些傷害而共存在動脈壁上組織，為斑塊生成與動脈硬化做好準備，只要感染跟發炎持續下去，斑塊就會繼續生成，感染會同時發起與促進動脈硬化生成，進而導致心臟病。

此刻，研究人員尚未準備好說明每一個心臟病例的感染原因，而其它的原因（如自由基、高血壓、糖尿病等）也會導致動脈壁損傷並引起斑塊生成。而且並非所有的感染都會造成動脈硬化，只有當免疫系統無力控制感染的時候，警鈴才會響起。嚴重疾病、不良飲食習慣、抽菸、壓力及缺乏運動等（亦即那些會造成心臟病的典型風險）會降低免疫力的任何因素都會讓身體容易產生慢性低度感染，而促進動脈硬化生成。

至少在某些案例中，我們現在知道心臟病可以用抗生素來治療，但抗生素的能力是有限的，因為它們只對細菌有效，而無法用來對抗因病毒所產生的感染。然而，有一樣東西卻有這個能力，能同時消滅這些與動脈硬化有關的細菌（幽門螺旋桿菌與肺炎披衣菌）與病毒（細胞巨大病毒），那就是中鏈脂肪酸或椰子油。是的，椰子油中所含的中鏈脂肪酸是能夠殺死所有這三類會導致動脈硬化的有機體；這些特別的脂肪酸對我們是無害，甚至能提供我們養分跟能量，但對於會造成感染跟疾病的微生物來說卻會致命。研究顯示椰子油所含有的中鏈脂肪酸能殺死那些導致流感、皰疹、膀胱感染、牙齦疾病及許多其它症狀的細菌與病毒。椰子油提供了一個安全、有效的方法來防止，甚至戰勝很多常見的疾病。這個議題會在下一個章節做更詳細的說明。

自由基傷害

另一個會造成動脈損傷而導致動脈硬化的主要原因是自由基。這些在燃燒中的香菸、污染的空氣及我們食物與環境中的很多物質上，可以發現的變節分子只要有活動的空間，它們就會對我們的細胞與組織造成傷害，而食物與環境中的不少物質也會導致這些毀滅性自由基的生成。

對心臟跟動脈來說，最危險的食用物質應該就是氧化的脂質（脂肪），當脂肪開始腐敗，它們就氧化，自由基就在這個過程中生成。有趣且應該要被提醒的是，在動脈斑塊中只有發現氧化脂肪跟氧化膽固醇；沒有氧化的脂肪跟膽固醇並不會堆積在斑塊中，只有那些已經受到氧化損害的脂肪會有害於心臟跟動脈。

我們的現代飲食中充滿了氧化脂肪，加工植物油特別是不好的，這些被精製的油脂，已經喪失原本能夠保護它們不受氧化與生成自由基的天然抗氧化物。結果是，這些油脂在加工與裝瓶的過程中就開始氧化與生成自由基；當你在商店買到這些油脂的時候，危險的自由基早已充斥其中，如果你或餐廳使用這些油脂來烹調，熱度會大大的加速氧化跟自由基生成，這些受損害的油脂被食用後，它們會釋放一群化學性質極度活躍的自由基到血液循環之中，這些自由基會攻擊動脈內膜，導致發炎跟損傷。

另一個自由基的主要來源就是抽菸。當菸被吸入肺部的時候，一起被吸入的自由基在被吸收進入血液循環後，就會開始攻擊動脈，這是爲什麼抽菸是導致心臟病最大的風險之一，受污染的空氣也會產生類似的效果。

唯一能夠阻止自由基運作的物質是抗氧化物。抗氧化物也是一種分子結構，它們會中和自由基，讓自由基變得無害。許多研究顯示以大量富含抗氧化物（最顯著的是維生素A、C、E及ß胡蘿蔔素）的水果與蔬菜爲主要的飲食內容，能降低心臟病跟中風的風險。如果血液中很快的就能有抗氧化物，那就可以保護動脈不受自由基攻擊，並降低心臟病的風險。

我們可以從新鮮水果與蔬菜中取得抗氧化物，但多數人常因攝取不夠而無法提供足夠的保護，可藉由抗氧化補充劑來幫助身體機能。而對抗自由基的另一個方法就是椰子油。不像其它的油脂，椰子油在化學上相當的穩定且不容易氧化；實際上，由於椰子油太不容易受自由基攻擊，它反而能像抗氧化物般的協助其它油脂避免氧化。椰子油能協助保護心臟跟動脈不受自由基引起的損傷，進而降低心臟病的風險。

預防心臟病的新方法

在我們這個年代，與飲食和健康相關的最大悲劇之一，就是我們誤信椰子油是會導致心臟病的食物惡魔。諷刺的是，它可能是你可以選擇用來保護自己不受心臟病摧殘的最佳食品之一。不是大家一般所認爲的惡魔，椰子油其實是個救星，食用椰子油會降低心臟病發的機率。

如前所述，椰子油對於血液膽固醇或三酸甘油脂並沒有負面的影響，而且也不會促進血小板黏度（過度血液凝塊生成）。研究顯示，在跟其它的油脂比較之下，食用椰子油有許多與降低心臟病風險有關的特色；主要是，較低的體內脂肪堆積、較高的存活率、降低血液凝塊的趨勢、細胞內較少不受控制的自由基、較低濃度的肝臟膽固醇、細胞內較高的抗氧化物存量及在族群研究中所顯示的較低心臟病病例。

椰子油能保護心臟與動脈，不受細菌、病毒與自由基攻擊所產生的損害。透過排除造成動脈損傷的原因，椰子油能防止進一步的傷害，進而讓動脈壁修復。因此，它不只能夠降低心臟病的風險，還能實質上的促進復原。

椰子油似乎對心臟本身有著直接的影響，我相信它能協助控制心臟的運作。舉例來說，一位名爲瑪麗亞（Maria）的心臟病患者，她的心臟科醫生告訴她只有五年的時間可以活。她所擁有的症狀之一是不規律的心跳，她的心律不整嚴重到醫生堅持得在她的胸腔裝上一個心律調節器，但是她拒絕了；她嘗試了許多種自然的方法來解決這個問題，但也都失敗了，症狀也更嚴重。我告訴她有關椰子油的資訊，然後她開始以一天四大湯匙的量把椰子油當作營養補充品來食用。在食用的第一天她就發現心律不整的症狀減少了約百分之五十，她說這是幾年來心臟最平靜的時刻，她所嘗試過的任何其它東西都沒有這麼好的功效。但她持續地食用椰子油後，她的心臟運作卻比之前要正常許多，看來她的心臟喜歡椰子油。

雖然我爲瑪麗亞的成功感到極度高興，但那眞的不是個令人驚訝的結果。熟知椰子油的人都知道椰子油對心臟有益處，就像牙買加人說的一樣：「椰子油是一個健康的補藥，對心臟有好處。」從瑪麗亞開始食用椰子油到現在已經好幾年了，她也持續的在食用椰子油，也早就活得超過醫生認爲的病發預測年數。

單獨的從這個例子來看心臟病，椰子油應該被認爲是有益於心臟或是良性的；然而，椰子油並不只是個善意的旁觀者，而是具有對抗心臟病潛力的重要角色，非凡顯著的證據讓椰子油可能很快就變成一個對抗心臟病的強大新武器。

金錢、政治與心臟病

跟心臟病的標準用藥不同，椰子油便宜、沒有負面副作用且是大家隨手可得，這個很可能也是個障礙，因爲它是個到處都可以取得的天然產品，製藥與醫學產業不會有任何意願在這個方面提供資金做爲研究或宣傳，這對它們來說沒有任何利潤。由於大部份關於椰子油或中鏈脂肪酸的研究都深藏在科學文獻當中，只有少數人知道它們的功效。那些正確的椰子油健康益處知識，必須得從熟悉椰子油眞相的臨床人員、作者及研究人員身上才能獲得。儘管如此，他們面對的也是一場硬仗，因爲他們必須對抗偏見外，也要面對強大營利法人所誤導的主流意見。

黃豆產業對熱帶油脂的攻擊，是建立在這些油脂會造成心臟病的這個控訴上。這是很諷刺的，因爲以氫化油取代熱帶油脂其實增加了心臟病死亡數目，而且他們也知道這個事實。早在一九五〇年代，氫化油就被懷疑會導致心臟病，黃豆產業在明知氫化油會造成心臟問題之下，嘗試去阻擋，甚至封鎖那些結果對它們不利的研究。在「醫生不會告訴你的事」（What Your Doctor Won't Tell You）一書中，作者珍·哈姆立克（Jane Heimlich）提及一個研究員的故事，這個研究員在出版了不利於氫化油的研究結果之後，就再也找不到研究資金。她認爲她研究的目的在尋找並揭露眞相與增加知識，並非行銷某個產品，但是這樣的說詞並沒有讓植物油產業就此罷休，而拒絕提供資金贊助她未來任何的研究。

關於氫化油跟反式脂肪的眞相最終還是會浮現出來。就像之前多年來否認香菸會致癌的菸草產業一樣，黃豆產業也否認反式脂肪會造成心臟病，他們狡猾的把公眾注意力轉移到飽和脂肪跟熱帶油脂身上，用手指著它們並大聲說它們才是搗亂者。在一九八〇年代與一九九〇年代初期，黃豆產業對抗熱帶油脂的活動正盛行的時候，一個接著一個的研究指出氫化油會導致心臟病與一堆其它的健康問題。意識到不利於氫化油越來越多的證據下，黃豆產業乾脆在反熱帶油脂的活動中迴避討論這個問題，它們總是說熱帶油脂應該要被「植物油」所取代，它們不說是哪種植物油，不過它們心知肚明一定就是氫化植物油。

隨著椰子油是有益的相關知識開始增加，黃豆協會跟它的朋友們一定會再盡力透過沒有事實根據的批判，以及資助隱匿眞相的研究來混淆大眾視聽，好讓它們的產品看起來更討人喜歡，已經有過太多偏袒資金贊助者的研究例子了。像那些一九八〇年代、一九九〇年代初期所贊助的毀謗活動毫無疑問地一定也會繼續出現。

第4章

大自然的神奇抗菌鬥士

The Coconut Oil

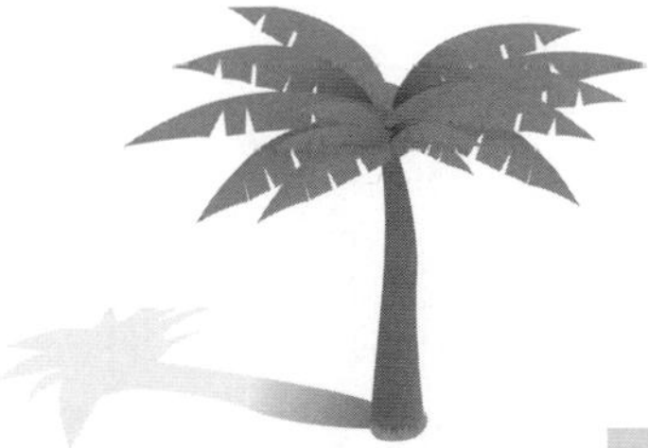

「我們沒有任何其它辦法了」，醫生對著躺在床上等死的五十七歲腎臟病人這麼說；在過去的九個月中，吉伯特醫生（Dr. Gibert）拼命的嘗試了一種又一種的抗生素，但是沒有一種有效，這個病人的血液裡還是充滿了細菌，慢慢毒殺他的身體。

「我們試了六、七種藥，其中一些我們不認為會有用，但我們已經沒有別的選擇了」，華盛頓特區退伍軍人醫學中心感染病學專家吉伯特醫生這麼說；即使還在實驗中的藥也是沒有用，病人的血液測試有時候是乾淨的，不過沒多久感染就又大搖大擺的回來了，一種較脆弱的細菌被殺死後，馬上就有具抗藥性的細菌近親來取代，它們以億萬計的速度在倍增，到後來，連病人也感覺到醫生的挫折。

他絕望沮喪的對醫生說：「我想你接著就要告訴我我快要死了。」

「不管什麼藥都無效，也沒有其他方法了。」，醫生吐露著說。

抗生素，這個二十世紀最神奇的特效藥，卻對這個新變種的細菌完全束手無策；過沒多久，這個病人就因為大量的血液跟心臟感染而去世。

很多在四十年前被認為會因為科學進步而在地球上消失的疾病，到今日仍然折磨著我們，讓許多人飽受其苦或因而死亡，諸如結核病、肺炎及性病等那些我們認為可透過抗生素對付的感染性疾病，卻令人害怕的捲土重來。感染性疾病是現在美國僅次於癌症與心臟病的第三大死因，而且正演變成一個全球的威脅。「整個世界的人口對於這些新興和再度出現的感染是越來越招架無力了」，以微生物基因結構研究獲得諾貝爾獎的約書亞．萊德伯格（Josha Lederberg）博士在美國醫學協會期刊（Journal of the American Medical Association）中寫下如此的評論。

專家們認爲這全是因爲我們過度地使用抗生素：抗生素促進了具抗藥性細菌的擴散。美國的疾病管理預防中心（Centers for Disease Control and Prevention，CDC）在檢驗了全國的死亡病例後發現，每十萬個死亡案例中因感染性疾病而死的人，從十二年前的四十一個人，上升到六十五個人。在一九四六年，盤尼西林開始被廣泛使用後才五年的光景，醫生就已經發現有不怕盤尼西林的葡萄球菌。藥理學家一發展出新的抗生素，新的具抗藥性的細菌就跟著出現；當新的藥被開發出來後，新品種的細菌就形成。藥理學家們過去一直以爲他們有能力透過新藥開發來對付新品種的細菌，並在其中維持領先態勢，類似結核病、細菌型肺炎、敗血症（血毒）、梅毒、淋病和其它的細菌感染等的禍害慢慢的被征服了。儘管還是有人會因爲這些疾病死亡，但是並不多，然而在最近幾年，那些致病的細菌開始整裝待發，準備大張旗鼓的捲土重來，我們正處於細菌戰的新時代——「超級細菌」的時代。

在今日，每一種會致病的細菌都有好幾個變種，也至少對醫生手中上百種的抗生素中的一種具有抗藥性，某一些超級細菌幾乎對所有已知的抗生素都具有抗藥性。每七個新的結核病病例中就有一個有這種狀況。從一九七〇年代就存在的數種具抗藥性的肺炎雙球菌菌株，主要會造成手術傷口感染及一些孩童的耳朵感染與腦膜炎，到今日都還是非常兇猛。數以千計的病人如今卻死於過去能夠透過抗生素治癒的細菌感染，那些感染並非對每一種藥都免疫，而是當醫生終於找到某一種有效的抗生素時，那些肆虐的細菌早就引起敗血症狀或嚴重損害某些維生器官，而導致病人死亡。

儘管藥物仍然是對抗細菌感染的一項重要防禦措施，可是在對抗那些我們原本以爲很快就會變得罕見或消失的疾病時，超級細菌的出現卻讓我們更是趨於弱勢。

食物中毒——一個日漸嚴重的問題

另一個在近幾年越來越令人擔憂的地方，是食品加工業的衛生措施，細菌所引起的食物中毒正變成一個嚴重的問題。肉類是有害細菌最常見的來源，它最容易在衛生條件通常都很糟的屠宰場與倉庫中受到污染，也由於受細菌污染肉類的普遍，我們還是一直建議在食用前要把肉煮熟，即使砧板或刀子上一點點的血液也能夠把細菌傳染到生鮮的食物上，而導致疾病或甚至死亡。

美國疾病管理預防中心預估，在美國有將近四分之三的食物中毒案例都直接跟絞碎的牛肉有關。一袋絞碎的牛肉可能來自於多達一百頭牛，而其中任何一頭牛都有可能受到污染。只要受感染動物身上的任何一塊，甚至在顯微鏡下才看得到大小的肉，就可以污染整袋肉，然後這一大袋肉再被分裝、分銷到數十間的商店跟餐廳。最著名的食物中毒爆發事件發生在一九九三年，有七百多個人因爲吃了「魔術箱」（Jack-in-the-Box）漢堡而生病，其中有一些人因此導致永久性的腎臟損傷，也有至少四個孩童死亡；大腸桿菌也就是魔術箱漢堡暴發事件中的罪魁禍首，美國預估每年約導致一百個人死亡與二萬五千人生病。

即使是一般認爲是安全的食物也會有問題，比如說，我們認爲以巴氏法加熱滅菌過的牛奶應該是不含有害細菌，但是污染可能是發生在加熱滅菌之後。在一九九四年，一輛曾運送過生雞蛋而感染到沙門桿菌的貨車，導致其隨後要運送到明尼蘇達州一間冰淇淋工廠的加熱滅菌牛奶受到污染，而受污染的牛奶所製成的冰淇淋被販賣到好幾個州，導致約二十二萬四千人因此而食物中毒，這是美國歷史上所爆發單一食物中毒案件中最大的一起，美國從那個時候算起到現在，已經發生了超過五十起嚴重爆發事件。

每年約有六百五十萬到八千一百萬名美國人因爲食物而生病，其中約有九千人因此死亡，雖然大部份的案例不會致死，但食物中毒是比我們想像的還要常見，有些專家預估每年多達一半的流感案例其實是食物中毒的反應。如去年秋天所發作的「流感」很可能就是食物中毒。

不只是肉類，所有種類的食物受污染已經是一個日漸嚴重的問題。我們的水果與蔬菜也一點都不安全，未加熱滅菌過的蘋果汁、萵苣及草莓都曾經導致大規模的食物中毒事件；雖然烹調可以消滅會致病的細菌，但很多水果跟蔬菜都是生吃的，你唯一可以做到的是把你的農產品洗得夠乾淨，然後如果還是因此生病，就只能仰賴抗生素和身體的自我復原能力。但如果你感染的是其中一種超級細菌，比方說某種對大部份抗生素都有抗藥性的葡萄球菌，那你該怎麼辦呢？你最好期待有一個夠強健的免疫系統能夠對付它。

所有的病毒都是超級細菌

雖然抗生素對於大部份的細菌感染仍然有效果，不過對於病毒感染就不是這麼一回事。病毒，從某個角度來說都是超級細菌，因爲沒有藥物能有效的殺死它們，抗生素只能對付細菌，而無法對付病毒。到目前爲止，仍然沒有任何藥物能有效根除病毒，並治癒因它們所引起的疾病，抗病毒藥物或許能夠降低感染的嚴重性，但卻無法完全消滅病毒。這是爲什麼感冒沒有藥可以醫治，因爲感冒是病毒感染，當你受到類似感冒、流感、皰疹、單核白血球增多症等病毒感染時，醫生能爲你做的事並不多，在身體正在對抗病毒感染的同時，醫生唯一能做到的是減輕你的感染症狀，讓你覺得稍微好過一些罷了。

疫苗是我們認爲對抗病毒最有效的武器，但疫苗最多是用來防止病毒感染所造成的疾病，而非用來治療疾病本身。疫苗是以死去或威力減弱的病毒來注射到人體體內，身體將疫苗視爲病毒感染，進而啓動體內的發燒攻勢來製造稱爲抗體的「抗病毒」化合物；這些「疫苗」並非是一定安全的，因爲它們具有引起感染或其它疾病的潛在能力。病毒持續的演變，而新品種也因而一直出現，對於多數的這些新病毒，我們並沒有任何的疫苗，我們唯一眞正能對抗病毒感染的保護關卡，就只有我們自己體內的天然防禦系統。

也因爲沒有藥可以醫治，病毒感染是會致命的，尤其是對那些免疫系統差的人來說，每年很多孩童或老年人死於一般不會致命的流感。而現代社會最駭人聽聞的感染就是由人類免疫不全症病毒（human immunodeficiency virus，HIV）所引起的愛滋病（AIDS），這個病毒攻擊我們免疫系統的細胞，讓人體更容易受到任何伺機而動的微生物的感染，進而導致受到感染的人死亡。目前，沒有任何的抗病毒藥物可以制止這個病毒。

我們正處於一個超級細菌的時代，而我們無法仰賴藥物來保護我們免於受感染性微生物的攻擊，因此需要一些能夠提高免疫力與協助我們對抗這些麻煩入侵者的東西——超級抗菌劑。

椰子油：超級抗菌劑

我們生活在一個充滿微生物的環境中，它們存在於我們呼吸的空氣中、我們吃的食物裡與我們喝的水當中，它們甚至就住在我們的皮膚上。這些微生物很多都會致病，其中的一些甚至已經變成具抗藥性的超級病菌；幸運的是，大自然所提供的一些具醫療效果的植物，能保護我們免於這些害蟲的攻擊，而椰子油就是這類植物之一。

當你感冒或感染流感的時候，你需要多久的時間才能復原呢？對於大部份的人來說，那大概是幾天到一個星期，或是更長的時間。沒有藥物或方法可以用來治療一般的感冒或流感，當你因而生病的時候，就只能讓你的身體自己去打這一場仗，這是爲什麼要這麼久的時間才能痊癒的原因。

在不久前我的一位同事告訴我，她覺得她快要感染到流感了，她開始喉嚨痛、鼻塞與感到疲倦。我告訴她：「從現在開始，每一餐都喝一杯加了二到三湯匙椰子油的溫柳橙汁。」她不可置信地看著我，就像是在說：「你一定是在開我的玩笑，椰子油怎麼可能有用呢？」

從我們先前的一些討論，她知道椰子油有很多的營養價值，但她不認爲椰子油對她的流感感染會有任何的幫助，我沒有告訴她椰子油會治好她或會讓她變得更好。我說：「相信我，就喝喝看，然後看會怎麼樣。」

在開始食用椰子油的第一天，就像一般季節性感染一樣，她的症狀變得更糟。一般來說，流感在感染的前幾天會慢慢變得嚴重，直到身體有時間組織起足夠的防禦能力來對抗入侵的感染。第二天，她的症狀不但沒有變得更糟，反而開始減輕，到了快要過第三天的時候，她的症狀就全部消失了，只要三天——就是這樣。我的同事對於這樣子的結果感到訝異，她說：「我從來沒有感染流感後在三天內就痊癒過。」

椰子油如何能夠阻止流感呢？椰子油最了不起的地方之一就是它對抗感染的能力。當椰子油被吃下肚子後，它所含獨特的脂肪酸會被身體轉換爲強大的抗菌劑，擁有能力足以消滅大部份惡名昭彰的致病微生物，即使是超級細菌也抵抗不過這些能救命的椰子油衍生物。椰子油的這些獨特性質，讓它成爲一個天然的抗細菌、抗病毒、抗眞菌及抗原蟲的食物。

椰子油的抗菌效果來自於它獨特成分的中鏈脂肪酸。這些所有的中鏈脂肪酸（當被轉換爲單一脂肪酸或單酸甘油脂的時候）都有其各自的抗菌特質，只是在效果上有所差異。這是一個令人興奮的研究領域，因爲它牽涉到的是，從隨手可得的食物來源，就可以同時治療與防治感染性疾病。如果對抗感染的方式是以椰子油烹調出你愛吃的食物，不是比強吞一堆帶副作用的抗生素來的令人舒服的多嗎？用椰子油做出來的披薩，或是用椰奶做的布丁，遠比一堆難吃的藥丸來的開胃多了，這樣的一個情節是有可能發生的。研究人員目前正在研究相關配方，以椰子油中的中鏈脂肪酸來生產濃縮的抗菌保健品或藥物。

從一般的流感到致命如愛滋病等的症狀，椰子油治療與預防各式各樣感染的潛力實在是令人振奮。以餵食中鏈脂肪酸來治療會導致愛滋病的ＨＩＶ感染患者，在最近顯現出極大的可期待性，而相關的研究也正在進行中。面對今日種種的疾病，食用椰子油很可能是一個簡單的解決之道；實驗室測試顯示出椰子油所含有的中鏈脂肪酸能有效的消滅會導致流感、痲疹、皰疹、單核白血球增多症、Ｃ型肝炎與愛滋病等的病毒，會導致胃潰瘍、喉嚨感染、肺炎、鼻竇炎、耳痛、風濕熱、蛀牙、食物中毒、尿道感染、腦膜炎、淋病與毒性休克症候群等的細菌，會導致癬、念珠菌、口腔黴菌病等的黴菌與酵母菌，也會導致諸如梨形鞭毛蟲症等腸子感染的寄生蟲。

使用椰子油來治療或預防這些症狀最神奇的一個地方是儘管椰子油對這些致病的微生物是有害的，但它對人體本身卻是無害的。讓椰子油能夠如此有效率的對抗病菌的脂肪酸，與大自然賦予在母乳中用來保護嬰孩的脂肪酸是一模一樣的，人類和其它的哺乳類的母乳中都含有少量的中鏈脂肪酸，這是爲什麼從牛奶脂肪濃縮出來的奶油中也含有中鏈脂肪酸的原因。含有中鏈脂肪酸的母乳能保護免疫系統還在發育的新生兒，在他一生最脆弱的時候，免於有害病菌的感染，這也是爲什麼椰子油或中鏈脂肪酸會成爲嬰兒食品主要配方的原因。一位使用椰子油的母親，在她的母乳中會有較多的中鏈脂肪酸來協助保護與滋養她的嬰兒，如果椰子油對新生兒來說是夠安全的，那它對我們大家來說也是夠安全的，大自然創造中鏈脂肪酸用來滋養及保護我們對抗感染性疾病。

醫學研究開發出許多特效的合成藥物來對抗感染，但是它們全部都帶有令人討厭的副作用，有一些甚至還帶有高毒性。椰子油卻是大自然自己的抗菌利器，而且是經得起考驗的食物，儘管藥物在治療某些疾病上仍是必須的，但只要規律的食用椰子油，你受到這些疾病所感染的機率將會大幅的減少。

隨著研究的進展，椰子油很可能成爲不需要醫師處方的最佳內服抗菌藥物之一，簡單的把椰子油納入你的飲食中，就可以提供你足夠的保護來對抗許多的感染性疾病。當你覺得自己快要因爲流感而生病時，服食椰子乾或摻有椰子油的食物可以幫助你驅除感染；如果你有小孩，這也是一個保護他們免於諸如耳痛或痲疹等孩童疾病侵擾的方法之一；配合好的口腔衛生習慣，它也可以幫助你避免蛀牙及牙周病。以椰子油烹調一般的食物，可能是你能爲你自己及小孩所做的最健康的方法之一。

天然的抗菌鬥士

脂肪酸對我們的健康來說是不可或缺的，我們需要它們作爲組織與賀爾蒙的基礎材料。我們體內的每一個細胞都需要一定的脂肪酸才能正常的運作，大自然讓脂肪酸出現在我們的食物裡是有原因的，你的身體會認得它們，也知道如何運用它們；中鏈脂肪酸是身體知道如何去運用它們優點的一種天然物質，它們對我們是無害的，但是對某一些微生物來說卻會致命。

雖然辛酸（C:8）、癸酸（C:10）及肉豆蔻酸（C:14）等脂肪酸都被證實有抗菌的效果，月桂酸（C:12）卻是那個最具抗病毒效果的物質。這是非常重要的，因爲只有少數的幾種物質能有效的對抗病毒，月桂酸（以及其它的中鏈脂肪酸）不像所有的藥物，並沒有令人討厭或有害的副作用。

遠在一九六六年，密西根州立大學的一位研究員，強·卡巴拉博士，就率先報告了月桂酸的抗菌活性。由於當時對於食物病毒污染的憂慮，早期的研究都集中在月桂酸的抗病毒作用上，沒多久，研究人員也發現到月桂酸的抗細菌作用與抗黴菌作用，而事實上，所有的中鏈脂肪酸似乎都有這些特質。

大部份的細菌與病毒是由一個脂肪或脂質所形成的膜狀物包圍起來，形成這個外圍的薄膜或表層的脂肪酸將這個有機體的DNA（去氧核糖核酸）與其它的細胞物質包圍在其中。不過，不像我們的皮膚那樣的堅韌，這些微生物的細胞膜幾乎是呈流體狀，細胞膜中的脂肪酸零散不嚴謹的結合在一起，用來賦予細胞膜相當程度的機動性與靈活性，這個獨特的作用讓這些有機體得以移動、彎曲及擠壓通過最小的細縫。

中鏈脂肪酸能夠輕易的殺死由脂質所構成的細菌或病毒細胞膜，而消滅的方式主要以瓦解這些有機體的脂質細胞膜來達到目的。由於中鏈脂肪酸跟這些微生物細胞膜的構成物非常的類似，因此能夠輕易的與微生物的細胞膜結合，並被吸收進入細胞膜之內；然而，由於中鏈脂肪酸遠比細胞膜中的脂肪酸來的小，能夠弱化流體狀的細胞膜直到它崩潰，細胞膜幾乎就是直接破裂開來，導致細胞內的物質跑出來而死亡，我們的白血球會接著馬上將這些細胞殘骸清理乾淨並丟棄。中鏈脂肪酸會殺死入侵的有機體，卻不會對人體組織造成任何已知的損害。

我們的身體會自然利用中鏈脂肪酸的抗菌能力。而我們對付任何有害有機體的第一線防護是皮膚，微生物首先必須穿透我們皮膚的保護層才可能造成傷害；雖然我們的皮膚具有某種程度的滲透性，它同時也配備有化學武器可以用來阻擋外來的攻擊，這些武器的其中一項就是我們的皮脂腺所分泌的油脂。皮脂腺位於靠近每一根毛髮的根部，而這個油脂是順著毛髮軸分泌出來潤滑毛髮與皮膚，有些人稱這個油脂爲「皮膚的天然乳液」，因爲它會防止我們的皮膚脫水與乾裂，同時還有一個非常重要的作用：它含有中鏈脂肪酸能夠抵擋外來微生物的入侵。皮膚上薄薄的一層油脂保護我們，不受每天大量接觸到的有害病菌所侵擾。

除了在我們的皮膚上，母乳中也含有中鏈脂肪酸能夠保護與滋養嬰兒，它們對我們來說是無毒的，而且不會產生任何有害的副產品，它們是百分之百安全且天然。脂質研究專家強·卡巴拉博士在提到使用脂肪酸作爲醫療用途的安全性時說：「脂肪酸與它們的衍生物是對人類最無毒性的化學物質，不只這些物質對人類沒有毒性，它們實際上還是我們的食物，而且以不飽和脂肪酸來說，它們還是我們成長、發展與健康的必需品。」

月桂酸

椰子油是由約百分之四十八的月桂酸（十二碳鏈的飽和脂肪酸）、百分之十八的肉豆蔻酸（十四碳鏈的飽和脂肪酸）、百分之七的癸酸（十碳鏈的飽和脂肪酸）、百分之八的辛酸（八碳鏈的飽和脂肪酸）及百分之零點五的己酸（六碳鏈的飽和脂肪酸）所組成。這些脂肪酸賦予椰子油驚人的抗菌特質，而且除棕櫚仁油外，在一般其它的植物油與動物油中並不存在，椰子油中的其它成分則幾乎沒有任何的抗菌效果。

技術上來說，在新鮮椰子中所含有的椰子油幾乎沒有任何抗菌效果的，就像其它的水果或核果一樣，椰子本身是會被黴菌或細菌所攻擊。我知道這個聽起來跟我前面所說的東西不同，但是這個東西美妙的地方在於，當我們攝取椰子油到我們體內後，我們的身體會把它轉換成一種，對於那些找麻煩的微生物來說是致命的，但是對我們來說卻是無害的物質。

所有的食用油，包括椰子油，都是以三酸甘油脂的形態存在，三酸甘油脂也不過就是三個脂肪酸跟一個甘油分子連結在一起。當油脂被攝取到體內後，三酸甘油脂會被分解成雙酸甘油脂（二個脂肪酸連結一個甘油分子）、單酸甘油脂（一個脂肪酸連結一個甘油分子）與游離脂肪酸。只有單酸甘油脂與游離脂肪酸才帶有抗菌特質。最具抗菌活性的是月桂酸、癸酸與它們的單酸甘油脂——單月桂酸甘油脂與單癸酸甘油脂。中鏈脂肪酸中最具有全面性抗菌效果的就是月桂酸及它的單酸甘油脂。

關於它們的抗菌特質，單酸甘油脂與游離脂肪酸是具有活性的，而雙酸甘油脂及三酸甘油脂是非活性的。椰子油（由三酸甘油脂所組成）的抗菌特質，只有在被消化或被轉換成游離脂肪酸或單酸甘油脂後才會出現。

椰子油與棕櫚仁油是目前爲止最豐富的天然月桂酸來源，它們佔脂肪含量將近百分之五十。牛奶脂肪及奶油雖然排名第二，但含量卻相差很多，佔總脂肪約百分之三。這些是一般常見食物來源中含有一定量以上的月桂酸食物；跟熱帶脂肪不同的是，其它所有的植物油都完全不含有月桂酸或其它的中鏈脂肪酸。

月桂酸最先是在地中海地區生長的月桂樹（bay laurel tree）果實與種子中被發現，在古老的時候月桂樹種子油中的療癒特質就已經展現出來。在義大利、法國、希臘、土耳其及摩洛哥，這種油在民俗療法中被拿來促進消化、治療膀胱與皮膚疾病與預防蚊蟲叮咬。一直到一九五〇、一九六〇年代科學家才開始揭開它的療癒秘密，雖然月桂樹種子含有約百分之四十的月桂酸，椰子油與棕櫚仁油能提供更大量的來源，但針對月桂酸與其它中鏈脂肪酸的醫學研究絕大多數是以熱帶油脂作爲取得來源。

由於月桂酸帶有的許多健康益處，而使最近研究人員開始實驗找出能夠增加我們食物中月桂酸含量的方法。他們從種種的植物中，努力設法增加它們的月桂酸含量，科學家已經藉由基因工程改造出稱爲月桂酸菜籽油（laurate canola）的新品種菜籽油，內含百分之三十六的月桂酸，相信不需要太久，這種新的菜籽油就會被使用在一系列的食物之中。

中鏈脂肪酸所能殺死的病菌

病毒	細菌
人類免疫不全症病毒（HIV）	單核球增多性李氏菌（Listeria monocytogenes）
痲疹病毒（Measles virus）	幽門螺旋桿菌（Helicobacter pylori）
皰疹單純型病毒（Herpes simplex virus）	流行性感冒嗜血桿菌（Hemophilus influenzae）
皰疹病毒（Herpes viridae）	肺炎披衣菌（Chlamydia pneumoniae）
肉瘤病毒（Sarcoma virus）	沙眼披衣菌（Chlamydia trachomatis）
融合細胞病毒（Syncytial virus）	無乳鏈球菌（Streptococcus agalactiae）
人類淋巴病毒（第一型）（Human Lymphotropic virus Type 1）	表皮葡萄球菌（Staphylococcus epidermidis）
水泡性口炎病毒（Vesicular stomatitis virus, VSV）	金黃色葡萄球菌（Staphylococcus aureus）
威司奈病毒；綿羊脫髓鞘性腦白質炎病毒（Visna virus）	痤瘡丙酸桿菌（Propionibacterium acnes）
細胞巨大病毒（Cytomegalovirus）	綠膿桿菌（Pseudomonas aeruginosa）
E－B病毒（Epstein-Barr virus）	奈瑟氏球菌（Neisseria）
流感病毒（Influenza virus）	鮑氏不動桿菌（Acinetobacter baumannii）
白血病病毒（Leukemia virus）	鏈球菌屬A、B、F與G類（Streptococci groups A, B, F, and G）
肺炎病毒（Pneumonovirus）	格蘭氏陽性菌種（Gram-positive organisms）
C型肝炎病毒（Hepatitis C virus）	格蘭氏陰性菌種（以螯合劑治療過後）（Gram-negative organisms （if pretreated with chelator））
柯薩奇B4病毒（Coxsackie B4 virus）	
胡寧病毒；阿根廷出血熱病毒（Junin virus）	

在中鏈脂肪酸與它們的單酸甘油脂的研究中都能證明它們有許多健康的功效，廠商們開始行銷含有這些物質的保健品。以不同品牌銷售的「羅林西定」是一種單月桂酸甘油補給品，目前在某些健康食品商店及保健專業人士手上可以買得到，數十間在美國的保健診所也積極的使用這些補給品來治療它們的病人，並且取得非凡的功效。舉例來說，在診所的監督下使用這些補給品的ＨＩＶ病毒感染者，已經看到顯著的進步；一位受卵巢囊腫困擾二十年的女性病患在開始食用這些補給品後一個月內，囊腫開始變小與消失。在另一個案例中，一位患有C型肝炎二十年的男性，在食用六個月後，他的病毒數從原來的一百萬降到儀器無法偵測的數量，他從此不再需要使用輔助氧氣來呼吸，他的肝臟酵素恢復正常，也能站得起來、脫離他的輪椅開始過著正常的生活。

食用補給品與基因改造的植物油，是目前食品與健康產業嘗試去增加我們取得月桂酸的兩種方法，到目前為止，最佳也最豐富的天然月桂酸來源是椰子與椰子油。比方說，一湯匙的椰子乾脆片含有約二公克的月桂酸，一湯匙的純椰子油則含有約七公克的月桂酸。而除了月桂酸之外，椰子產品還含有其它的中鏈脂肪酸，如癸酸（百分之七）與辛酸（百分之八），兩者都具有許多的健康功效，這是非椰子油來源的中鏈脂肪酸所缺少的。

細菌

在發現抗生素之前，科學家對於細菌感染通常束手無策；所有的醫生能做的只有盡量讓病人在身體與疾病抗衡的時候好過一些，藥物是目前用來對抗致病細菌的標準武器，但是有一些歷代相傳的天然產品——食物與藥草——也帶有抗菌特質，並取得一定的成效，這其中之一就是椰子油。

椰子油中發現的脂肪酸是威力強大的抗生素，已知它們能夠殺死會導致數種疾病的細菌。下頁表中列出了一些中鏈脂肪酸能有效對抗的細菌，與這些微生物所引起的常見疾病。

治療所有這些細菌感染的標準程序是使用抗生素，而在生命危急的情況下這可能是必要的措施。可想而知的是，與其在每一次感染都使用藥物，不如就簡單的食用帶有殺菌效果的食物。洋蔥、大蒜及紫馬蘭菊都是常見具殺菌效果的可食用植物，也早就被拿來這麼做。而椰子看來是這種用途的另一種選擇，它甚至可能比其它的天然抗生素還來的好。

以胃潰瘍來說，一個最近的分析預估，約有百分之九十的胃潰瘍是幽門螺旋桿菌所造成，而不是過去認為的胃酸過多，但其實中鏈脂肪酸能殺死幽門螺旋桿菌。可能在未來某個時候，醫生會開始單純的建議你多食用一點以椰子油烹調的食物來治療胃潰瘍。長期規律的食用椰子油甚至可能會防止感染的發生，對耳朵感染、肺炎、食物中毒與其它一系列的細菌感染疾病來說，同樣的方法也會是有效的。這是一個令人興奮的研究區塊，也需要更完整的深入探討，但你不需要等個五年、十年到研究結果完成後才開始享受到椰子油的好處，因為椰子油是安全的食品，你現在就可以毫無任何擔憂的把它納入你的飲食中。

中鏈脂肪酸能殺死的細菌

細菌	所導致的疾病
鏈球菌（Streptococcus）	喉嚨感染、肺炎、鼻竇炎、耳痛、風濕熱、蛀牙
葡萄球菌（Staphylococcus）	葡萄球菌感染、食物中毒、尿道感染、毒性休克症候群
奈瑟氏球菌（Neisseria）	腦膜炎、淋病、骨盆發炎症
披衣菌（Chlamydia）	性器官感染、花柳性淋巴肉芽腫、結膜炎、鸚鵡熱肺炎、牙周炎
幽門螺旋桿菌（Helicobacter pyloris）	胃潰瘍
痤瘡丙酸桿菌（Propionibacterium Acnes）	痤瘡、瞼緣炎、眼內炎
格蘭氏陽性菌種（Gram-positive organisms）	炭疽病、胃腸炎、肉毒桿菌中毒、破傷風

使用抗生素的缺點之一是抗生素會殺光各式各樣好的、壞的細菌。我們的腸子中住著有許多「友善」的細菌，它們是無害的，事實上它們對維持一個好的健康來說是必要的；這些友善的細菌會協助消化養分、合成維持健康所必需的重要維生素（如維生素K）以及與帶病原或會致病的細菌與酵母菌，競爭在腸子裡的生存空間。一個健康的人的腸子中會有大量的細菌，來協助防止像念珠菌等會致病的壞菌產生危害，念珠菌是一種通常會出現在腸道的單細胞黴菌或酵母細胞，而只要腸道內好菌的數量比念珠菌多，並對其控制得宜，這種酵母菌就不會對我們產生威脅。

當抗生素被使用在人體身上時，這些好的細菌通常會跟著致病的壞菌一起被殺死，只留下了不受抗生素影響的念珠菌，導致其任意生長、擴散、蔓延在整個腸道中，結果就是酵母菌的過度生長或感染，這類型的感染會存在數年之久，導致從頭痛到消化不良等一系列各式各樣的症狀。很多人身上有全身性的念珠菌感染卻不自知，這是爲什麼當食用抗生素的時候，得一併服用抗黴菌藥物或益生菌的原因，生菌劑能幫助好菌的生長，但是不會對壞菌有效果。

中鏈脂肪酸的好處之一是它們會殺死壞菌，但卻不會對腸道內的好菌有所影響，中鏈脂肪酸同時也具有抗黴菌效果，因而能夠殺死念珠菌或其它的腸道中的黴菌，協助維持一個健康的腸道環境。

酵母菌與黴菌

諾瑪．格蘭特（Norma Galante）是一位波士頓學院的學生，因爲陰道搔癢與輕微分泌物而到她當地附近的診所看診，醫生從她的分泌物中取得一些採樣以便在顯微鏡下做檢驗，他診斷認爲這是輕微的細菌感染後，開了抗生素給諾瑪。

當諾瑪開始服用抗生素後，她的症狀變得更糟，她又回去看同一位醫生，而醫生這次給了她另一種抗生素，新的抗生素還是沒有用，諾瑪一次又一次的嘗試，但醫生就是找不到可以幫助她的藥物。諾瑪說：「我一直回去看診，而醫生就一直開不同的抗生素給我。」在失望之餘，這位醫生最後開給諾瑪一種抗念珠菌的外用藥膏，試試看會不會有用，雖然念珠菌不受抗生素的影響，它倒是可以用抗黴菌的外用藥膏或栓劑來治療，她的症狀減輕；她也鬆了一口氣，她想說，她的問題終於解決了。

酵母菌感染是頑強持久，而且常常會復發，就像諾瑪的例子一樣，沒有多久，她就又有了另一次的感染。她所使用的藥物似乎能夠控制症狀，但沒幾個月感染就會再復發，沒多久，她身上也開始出現其它如香港腳及皮膚疹（癬）之類的黴菌感染，各式各樣的黴菌感染成了一個持續的騷擾，她感到慢性疲勞，不管做什麼是都好像很累；她因而開始憂鬱，「醫生沒有任何的答案」，她回想的說，「對他們來說我只是有點小毛病，但是我每天都生活在瘙癢與疲憊之下；對我來說這不是個小毛病。」

醫生沒有辦法幫助她，諾瑪開始自己尋找答案。她從健康食品店找到與酵母菌感染相關的書籍與資料，在研讀過這些資料後她理解到，原來她有系統性或全身性的念珠菌感染，她開始不吃糖，並服用一種從椰子油萃取出來名爲辛酸的食用補給品，結果是有用的！陰道酵母菌與皮膚感染都一併痊癒了，沒有了對抗感染的持續壓力，她的精力開始復原，她開始能過正常的生活而不會一直感到疲倦，她說：「對於能找到某樣東西來讓我的精力復原，這眞的讓我完全解脫。」

西方社會最普遍的健康問題之一，就是由一種名爲白色念珠菌的黴菌所造成的。許多婦女對於這個討厭的東西並不陌生，因爲它是造成陰道酵母菌感染常見的原因，它也是造成鵝口瘡與嬰兒尿布疹的同一種有機體。念珠菌是一種住在地球上每一個人的腸道與黏膜的單細胞黴菌或酵母細胞，在出生沒多久後，新生兒就會被感染，然後一個新進的殖民就出現在他們的腸道之中；在正常的情況下，來自好菌的競爭及我們免疫系統的清潔作用會將念珠菌的數量控制住，防止它們造成任何健康問題。但是，當免疫系統不振或我們腸道中的好菌因爲服用抗生素而被殺死後，念珠菌感染就會很快的出現。只要一劑抗生素就能引起猛烈的念珠菌感染，大約有百分之七十五的婦女曾有過至少一次的陰道酵母菌感染。

陰道酵母菌感染通常是以局部的方式來治療，但很多人卻是有全身性的感染，念珠菌不受控制的擴散在消化道中而影響到整個身體，包括生殖系統。全身性酵母菌感染，稱爲念珠菌症（candidiasis）（或酵母菌症候群，yeast syndrome），它會影響到整個身體，不管男女都會發生，且有很多不同的症狀，即使是醫生都無法能夠正確的辨識。

由於它很不容易辨識，成千上萬受念珠菌症摧殘的男女並不自知。陰道酵母菌感染與口腔酵母菌感染（鵝口瘡）能夠從其所分泌的白色分泌物上辨識出來，一直復發的陰道酵母菌感染就是全身性感染的其中一個徵兆，但也有人可能有念珠菌症卻沒有出現明顯的陰道酵母菌感染。所有服用抗生素、避孕藥、類固醇或免疫抑制劑的人都屬於全身性酵母菌感染的高危險群，即使並沒有可觀察到的症狀出現，典型的症狀也包括疲勞、憂鬱、過敏症狀及再發性的黴菌皮膚感染（香港腳、寄生性濕疹、癬等）。

皮膚黴菌感染會發生在身體的任何部位，不論如何頻繁的使用護手霜或皮膚乳液後，手還是呈乾裂狀態的人，很可能就是受到黴菌感染。常常大家以爲是牛皮癬（一種免疫性皮膚病）的，實際上是黴菌感染。而頭皮屑也有一部分是由黴菌感染所引起，青春期前的孩童一般是頭皮癬（髮癬）的好發者，頭皮癬是類似香港腳的皮膚黴菌，而青春期後的腺體才會開始分泌含有中鏈脂肪酸的油脂，來協助防止頭皮受到皮膚黴菌的侵害，頭皮癬因而才會消失。（更多關於皮膚健康的資訊請見第六章）。

以椰子油來治療黴菌酵母菌感染

最有效的非藥物或天然的抗酵母菌物質之一就是辛酸，一種從椰子油中可以取得的中鏈脂肪酸。在健康食品店中通常可以買到膠囊包裝的辛酸，而辛酸對於念珠菌和其它的黴菌感染非常的有效，辛酸混合一點點椰子油或維生素E，以外敷的形式治療皮膚黴菌感染更是有效。我曾經見過持續數月的黴菌感染，在使用辛酸加一點椰子油後，幾天之內就痊癒的例子；它在體內的運作也是同樣的有效，能殺死黴菌卻不會造成一點點的傷害。

以椰子爲主要飲食基礎的玻里尼西亞婦女極少發生酵母菌感染，像玻里尼西亞人一樣，長期規律的食用椰子油能協助防止念珠菌或其它有害微生物的靠近。

由於所報導的辛酸效果是如此好，很多補給品製造商開始添加辛酸到它們的抗全身性或陰道酵母菌感染的產品中。美國醫學精進學院（American College for the Advancement of Medicine）總裁，同時也是「酵母菌症候群」（The Yeast Syndrome）的作者，約翰．特羅布里奇醫師（John Trowbridge, M.D.）強烈建議使用辛酸來幫助對抗全身性念珠菌感染。

威廉．克魯克醫師（William Crook, M.D.），「酵母菌關聯性」（The Yeast Connection）的

作者，同時也是公認的酵母菌感染專家，也都推薦使用辛酸。他的報告顯示很多醫生成功的使用辛酸，而且對於那些服用抗黴菌藥物會有負面反應的病患來說，它更是有效果。而辛酸就跟最熱門的抗黴菌處方藥耐絲菌素（nystatin）一樣的有效，但是卻沒有副作用。

對於念珠菌症的治療，最有效的方法還是飲食習慣的改變與服用藥物。辛酸是天然的抗酵母菌劑，能夠取代藥物達到非常成功的效果，辛酸通常跟其它的抗黴菌藥草一起做成對抗酵母菌感染的食用補給品來銷售。Nature's Way所銷售的Caprinex、Professional Specialties所銷售的Capricin、P&D Nutrition所銷售的Mycostat，以及Ecological Formulas所銷售的Caprystatin是市面上常見的抗念珠菌補給品的名字。

有趣的是，食用大量椰子的人都住在酵及黴菌極度繁衍的地區，而他們卻很少受到感染。只有在氣候較溫和、以加工植物油作爲主要脂肪來源的地方，酵母菌感染、皮膚黴菌、痤瘡及其它的皮膚感染才會形成大問題。

寄生蟲

寄生蟲一般可分爲二大類。一類爲諸如絛蟲、蛔蟲等的蟲類；另一類爲原蟲類：單細胞有機體。寄生蟲會感染人類與動物的腸子，導致相當的程度的腸道不舒服，我們常常把寄生蟲跟第三世界國家和不良的環境衛生作連結，但寄生蟲是一個到處都存在的問題，即使是在北美洲也會有；在注重環境衛生的國家，人們常常錯誤的認爲沒有寄生蟲的問題，因此不需要擔心，但其實寄生蟲到處都存在、它們伺機而動隨時準備纏上無辜的宿主。而背包客也都知道飲用溪流或湖泊的生水是危險的。即使在偏遠地區的開放水域，也常常受到寄生蟲的污染。

四十五歲的地質學家伯特．湯瑪斯（Bert Thomas），是一位對荒野熱衷的人，他喜歡徒步旅行、攀岩及騎乘登山車，同時也是爲優秀的運動員。在一九九四年春天，他帶著他的三個小孩到懷俄明州的野外登山露營，他隨時提醒自己有關飲用地表水的危險，即使在這看起來原始、乾淨的野外地區，他也一定會確認飲用的每一滴水都是煮沸過或經過過濾。

但當他回到家之後，卻開始經歷不停的腹瀉，然後感到極度疲憊。他失去了所有的精力，停止從事本來是他生活一部分的戶外運動，體重也開始減輕、感到頭暈目眩及呼吸急促，醫生們診斷不出任何的原因。由於這些症狀是從懷俄明州野外回來沒有多久才產生的，他的糞便被採樣檢驗是否有寄生蟲感染，而檢驗結果爲陰性。在接下來的六個月中，爲嘗試找出他的病因，他經歷了潰瘍治療、驗血、腹部掃描與X光等措施，症狀變得越來越糟，他開始出現暫時性眼前昏黑、心悸。最後只能住院治療。從他的心臟監視中發現了有心律不整的嚴重異常現象，醫生推論他的暈眩與眼前昏黑是這個原因所造成的，他開始服用藥物來控制他的心律不整，但沒多久就因爲副作用而停藥，儘管他的糞便檢驗結果是陰性的，醫生在沒有其它辦法的情況下，開了治療梨形鞭毛蟲的藥物給他服用。

沒多久伯特就感到腹瀉的狀況改善許多，也大致恢復了過往的精力，他發現到一個很常見的寄生蟲檢驗問題，就是他們很容易出錯，陰性的結果不一定代表沒有寄生蟲感染。

他的心悸和昏眩持續著，而且似乎會隨著他運動時而變得更嚴重，他去看了另外一位醫生，一位腸道疾病的專家；這個醫生馬上就認出伯特的症狀屬於梨形蟲病，伯特再做了一次的糞便檢驗，以確定梨形鞭毛蟲是否完全根除，結果是已經根除了。

雖然寄生蟲已經被根除，但是它們所造成的傷害並沒有復原。腸道滲透性檢驗顯示出伯特有養分吸收的問題，而且有礦物質缺乏的現象，醫生讓他服用綜合維生素和礦物質補給品，在一個月之內，伯特的心悸與暈眩復原了約百分之九十，並且能夠開始從事他喜歡的運動，他總共花了九個月的時間服用高劑量的營養補給品，才從梨形鞭毛蟲感染所造成的傷害中完全康復。

我們可能假設伯特是在野外受到梨形鞭毛蟲的感染，但這可能不對。自來水也會是污染的來源，諸如隱孢子蟲及梨形鞭毛蟲等單細胞有機體是特別討厭的，因爲他們通常能夠通過淨水處理過程而毫髮無傷；由於這些有機體有堅韌的外層所保護著，而加在自來水系統中用來殺菌的氯對他們不會有什麼影響，也因爲他們的微小尺寸，通常需要非常細的過濾器才能夠攔住他們，因此要完全消除自來水中的寄生蟲是不太可能的。飲用水相關的規則是設計來減少寄生蟲污染，但不全然能達到完全消滅；因此即使自來水處理系統達到政府規定的標準，也不代表完全沒有寄生蟲。水供應系統必須處於持續監控下以確保寄生蟲數沒有超標，但即使如此，潛在的梨形鞭毛蟲感染仍存在著，而最容易受影響的是那些免疫力弱的人，體內無法組織有效的防禦能力來對抗這些有機體，這最常在幼小孩童、老年人及如愛滋病患等免疫力受到抑制的患者身上看到。

梨形鞭毛蟲與隱孢子蟲通常會出現在許多哺乳類的消化道中，公共水供應系統可能會藉由接觸到污水或動物糞便而被這些有機體所污染。根據美國疾病管理預防中心，一般認為約有百分之六十五到九十七的美國地表水（河川、湖泊、溪流）中帶有隱孢子蟲，而約有一半左右的自來水是來自處理過的地表水。梨形鞭毛蟲是一個更大的問題，在導致非洲、亞洲與拉丁美洲最大發病率的前二十名感染性疾病中，梨形鞭毛蟲是其中一個，它同時也是北美最常被診斷出來的寄生蟲感染源，美國疾病管理預防中心預估每年約有二百萬名美國人受到梨形鞭毛蟲感染。

寄生蟲爆發其實是常常發生的，通常是在小一點的城鎮，但偶爾也會在大型都會區中發生，不安全的水對每一個城市的水源管理部門來說都是一件丟臉的事，因此有些時候官員們不願意承認問題的存在，直到隱瞞不住為止。梨形鞭毛蟲在約四千萬美國人所使用的水處理系統中是很常見的，也因而導致許多小型城鎮傳染病的發生，這明顯的就是一九九三年發生在威斯康辛州密爾瓦基市的狀況，一個水質衛生設備的故障讓隱孢子蟲污染了整個城市的飲用水長達一個星期的時間，結果是：一百個人死亡與約四十萬人出現胃痙攣、腹瀉發燒等寄生蟲感染的特徵。而這些例子只是冰山的一角，最近的爆發則是發生在加州、科羅拉多州、蒙大拿、紐約、賓州及麻州的城鎮上。

梨形鞭毛蟲可以生活在各式各樣的水中：溪流、池塘、水坑、自來水與游泳池。感染是透過接觸感染源而傳染，不需要喝到受污染的水才會被感染，梨形鞭毛蟲可藉由性接觸、不好的個人衛生、手口接觸與沒有把手洗乾淨的食物處理人員等而感染。如果你的手曾接觸到受污染的水、動物、人、排泄物（如垃圾桶、尿布等），那你就有可能受到感染，鞋子也可能接觸到動物糞便，然後把寄生蟲帶回家。獸醫研究顯示有高達百分之十三的狗是有受到感染，任何的寵物都可以成爲人類的感染源，即便寵物本身並沒有受感染的徵兆。

感染也可能來自最安全的地方，一個家庭聚會證明了這個觀點。在某一個派對結束後的幾天，二十五個參加過該派對的人出現了腸胃不舒服的症狀，他們全部被診斷出梨形鞭毛蟲感染。在調查中，嫌疑落在水果沙拉上，最後發現準備水果沙拉的人並沒有把手洗乾淨，而導致水果沙拉受到污染，這個人的家中有一個包尿布的小孩與一隻寵物兔，兩者都被驗出梨形鞭毛蟲。

幾年前由約翰霍普金斯醫學院所執行的一項研究顯示，從隨意抽樣的醫院病人血液當中發現，有百分之二十的人身上帶有梨形鞭毛蟲的抗體。這代表著這些病人中最少有百分之二十的人在他們的一生中的某個時間點曾感染過梨形鞭毛蟲，而啓動了他們對此寄生蟲的免疫反應。梨形鞭毛蟲在日間照護中心更是猖獗，一九八三年的一項研究顯示有百分之四十六受到感染的人跟日間照護中心有所關聯，或與還在包尿布的小孩有所接觸。預估有百分之二十到三十的日間照護中心的工作人員帶有梨形鞭毛蟲。在科羅拉多州丹佛市所做的一項研究顯示，在二百三十六個被送到日間照護中心的小孩中，有三十八個小孩（百分之十六）被感染。

梨形鞭毛蟲感染的症狀不盡相同，它常常被錯誤診斷和治療，因爲它的症狀類似於很多其它的病況，例如流感、大腸急燥症、過敏及慢性疲勞症候群。在急性的案例中，症狀通常是非常嚴重，可能包含以下的任何一種（以最常發生的頻率排列）：

- 腹瀉
- 全身無力（像生病的感覺）
- 虛弱
- 腹部痙攣
- 體重變輕

- 油滑、很臭的糞便
- 噁心
- 頭痛
- 食慾不振
- 腹部脹大

- 胃腸漲氣
- 便秘
- 嘔吐
- 發燒

如果沒有治療，感染會持續數週或數月，一些人會經歷較慢性的過程，而持續達好幾個月。慢性案例的患者有稀鬆的糞便、腹部氣漲與痙攣增加、憂鬱、疲勞及體重減輕等特徵。有些人可能只會有某些特定症狀，而不會有其它的症狀，也有些人可能一點症狀都沒有。

即使在梨形鞭毛蟲被診斷出來且醫治好之後，它也會對腸道內膜造成損傷，在寄生蟲被根除之後，還會導致持續數年的慢性健康問題。如食物過敏，包括乳糖（牛奶）不耐症等會因而出現；受損傷的腸道組織開始出現漏洞，這一般稱爲腸漏症，毒素、細菌與不完全消化的食物因而能通過腸壁進入血液循環中，引發免疫反應，結果會出現如鼻竇阻塞、疼痛、頭痛、腫脹與發炎等過敏的典型症狀。

喪失完整性腸道功能會導致腸道不舒服，這又稱爲大腸急燥症（IBS）。腸胃疾病專家里歐．格蘭德（Leo Galland）博士證明了每二百名患有慢性腹瀉、便秘、腹痛與脹氣等症狀的病患中，有半數受到梨形鞭毛蟲感染，而這些大部份的病患都被告知他們患有大腸急躁症，他發現寄生蟲感染在有慢性腸胃症狀的患者中是常見的，而很多人都是在沒有經過完整的評估下被診斷爲大腸急躁症。

腸道功能完整性薄弱的另一個結果，就是重要養分吸收不良所帶來的疲勞，如果狀況持續，它最後會變成慢性疲勞症候群，梨形鞭毛蟲感染對免疫系統會造成相當的負擔並導致疲勞產生，而同樣的是，醫生通常會做出錯誤的診斷。舉例來說，在加州普雷瑟維爾市爆發梨形鞭毛蟲流行後，而令人難以理解的慢性疲勞卻接著流行。在一九九一年，格蘭德博士及他的同事們發表了一項研究報告顯示九十六個慢性疲勞的病人中，有百分之四十六的人受到梨形鞭毛蟲感染；在另一項針對主要症狀爲慢性疲勞的二百一十八位患者的研究中，格蘭德博士發現其中的六十一位病患受到梨形鞭毛蟲感染。他的結論是，梨形鞭毛蟲可能是造成慢性疲勞症候群的一個重要原因。

椰子油能對付寄生蟲

椰子油或許可以提供有效的防禦來對抗麻煩的寄生蟲（包括梨形鞭毛蟲），就像細菌與黴菌般，研究顯示出中鏈脂肪酸能夠對抗梨形鞭毛蟲，也可能對其它的原蟲類寄生蟲有同樣的效果。藉由每天使用椰子油與其它椰子產品，或許能在梨形鞭毛蟲在你的體內找到立足點之前就先消滅它。同時也消除了發生食物過敏、慢性疲勞與其它相關症狀的可能性。如果你目前正受到這些症狀的困擾，那麼每餐隨意的添加椰子油或許能讓你獲得解脫，因爲中鏈脂肪酸會快速的被組織吸收而轉換爲能量。邏輯上來說，對於那些受慢性疲勞所苦的人會因此有很大的益處。用椰子油一起準備的食物或食用是新鮮椰子都可視爲一個絕佳的能量推進器，但卻不會對血糖造成負面的影響。

椰子的另一個潛在用途是移除腸道內的蟲。事實上，在印度它被利用來袪除條蟲，並塗抹在頭皮上，當作消除頭蝨的治療方式。在一個研究中發現乾椰子和硫酸鎂（一種輕瀉劑）的治療方式，能在十二個小時內驅逐百分之九十的寄生蟲。某些寵物書籍的作者，顯然從椰子取得一些成效，而建議以磨碎的椰子餵食寵物，來趕走腸道中的寄生蟲，椰子油可消滅或抑制如條蟲、蝨子、梨形鞭毛蟲、念珠菌、細菌、病毒與其它的病菌；它是你可以使用的天然藥物之一。

對抗疾病的防護罩

瘧疾、黃熱病等熱帶疾病，數個世紀以來一直對人類造成災難，縱觀歷史，每當人類從溫帶氣候移居或遷徙到熱帶叢林地區時，他們就會受疾病所苦，即使在現代，到這些地方旅行的人也還是必須非常小心。

令人好奇的是，原本就居住在這些地方的人卻不受這些疾病的威脅，而研究人員也無法找出任何基因上的原因，可解釋這些人的抵抗力。那些遠離家園數年後才回歸故鄉的當地人，就跟其它的外地人一樣，變得容易受這些疾病的侵害。

我相信，當地人的抵抗力是來自他們所攝取的食物，尤其是椰子。熱帶氣候地區是椰子生長非常茂盛的地方，而椰子也是當地居民重要的食物來源，這就好像椰子是刻意的出現在那些地方，不只成爲當地人的食物來源，同時也保護他們免於疾病的侵擾。威士頓·普萊斯醫師在他的著作「營養與身體退化」（Nutrition and Physical Degeneration）中提到，他所研究的非洲原住民中，那些食用當地傳統飲食的人，不會受瘧疾等以昆蟲爲媒介的疾病所苦。熱帶氣候是所有致病有機體的繁殖溫床，但原住民們卻能夠世世代代的生活在那裡而不受影響，只有來自其它氣候地區、幾乎完全不吃椰子或其它當地植物的人，才會受到疾病纏身。

藥草學家早就注意到，在某些有常見疾病盛行的地方，當地一定會生長特定的藥草來預防與治療那些疾病，這是爲什麼世界上的每一種文化都會發展出以當地藥草爲主的傳統醫學。住在生長椰子熱帶地區的人，在某種程度上是被保護、不受瘧疾、黃熱病與其它常見的感染性有機體的侵擾。住在巴拿馬的人因爲椰子能夠維持身體健康，而發現到它的重要性，當他們覺得快要生病的時候，就會增加椰子的攝取，尤其是椰奶與椰子油。同樣在熱帶地區的非洲人也會在生病的時候食用棕櫚仁油。

在第二次世界大戰爆發之前，美國的承包商到巴拿馬去幫軍方建造臨時跑道、潛艇基地與兵營，來自城市的工人及來自中美洲與加勒比海叢林的原住民都被招募來提供勞力。椰子是這些原住民的重要食物來源，在一九四〇年當時，很多原住民還是過著相對與世隔絕的生活，很多人不會說西班牙文、也不會說英文，但是承包商卻傾向於使用這些當地的勞工，因爲在這幾年下來，他們注意到原住民比較不受疾病的侵擾，而且工作更認眞。其中的一位承包商，威廉·巴庫斯二世（Wliiam Bockus, Jr.）觀察到：「在這些印第安人與大部份的其它勞工中有二個令人驚訝的差異，這些印第安人幾乎不會生病，而且他們都是身形修長又健康，這些人可以在都是泥巴、雨水的沼澤地中穩定的工作一整天而沒有一句抱怨。甚至工頭還得去叫他們要定時休息，他們也從來不請假。」這跟幾年前所發生的狀況完全不同，當時建造巴拿馬運河的美國與法國工人受到了瘧疾與黃熱病的摧殘。

我的看法是，椰子是上帝賜予最好的健康食物之一，而當它成爲你的規律飲食的一部分時，它能保護你不受一系列感染性疾病的侵擾。食用椰子與椰子油能提供你一定程度的保護，讓各式各樣致病有機體難以接近。椰子油或許無法治癒所有的疾病，但它能協助防止很多疾病的產生、減輕免疫系統的負擔與讓身體更能夠對抗疾病。一個了解椰子油的健康益處，卻不使用它的人，就跟開車不綁安全帶的人一樣，你擁有一條能夠保護你不受很多惡劣疾病侵擾的安全帶，笨蛋才不懂得去利用它。

第5章 以脂肪攝取來減重

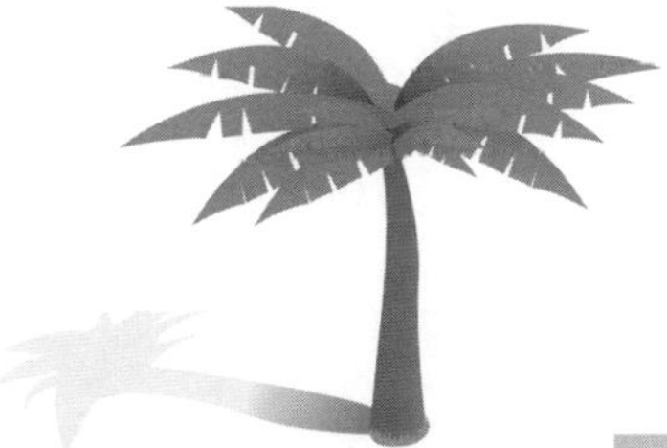

The Coconut Oil

世界的人口數字一直在成長中——腰圍數字也跟著成長。跟以前比較起來，現在更多的人是超重，體重過重的人口數在過去幾十年來大幅的增加，尤其是過去十年間。根據美國疾病管理預防中心統計，在美國肥胖的人口數在過去十年內從總人口數的百分之十二暴增到百分之十七點九，有百分之五十五的美國人過重，每四個成年人就有一個達肥胖標準。多達百分之二十五的青少年過重，甚至我們自己的小孩也變得比較胖，過重孩童的數字在過去三十年內翻了不只一倍。人口（和腰圍）在英國、澳洲及許多其它富裕國家都是在增加中。

一個人如果他或她的體重超過最大標準體重的百分之二十以上，就算是肥胖。在過去十年，年齡介於十八到二十九歲的人中，肥胖比例增加了百分之七十；而年齡介於三十到三十九歲的人中，則增加了百分之五十，其它的年齡組中也相同大幅度體重增加的現象。

醫療問題會讓這個對抗腫大的局部戰役，逐步升級到全面戰爭，過重會導致膽囊疾病、關節炎、糖尿病、心臟病與過早死亡，如果你是過重的，減去幾公斤是你能爲自己做的健康事情之一。

如果你跟大部份的人一樣，那你一定有注意到你的腰圍在過去幾年慢慢的增加。我們大部份都有，我自己也不例外。我從來不認爲我自己眞的是胖，不過是這裡胖一點、那裡胖一點而已。多年來，我嘗試著減去這些多餘的重量，而且我也相信自己做得到，我保留著許多我很喜歡但已經太小的褲子，因爲我相信總有一天我會瘦回去再穿上它們。

我試著減少脂肪攝取、吃比較少的食物，然後總是一直覺得餓，我自以爲吃得很健康，因

與肥胖相關的健康問題

與肥胖相關的健康問題
腹部疝氣（腹疝）
痛風
高血壓
靜脈曲張
糖尿病
癌症
關節炎
冠狀動脈心臟病
呼吸道問題
動脈硬化
腸胃疾病
婦科異狀

爲每一餐都均衡的包含不同的食物類別，我避免使用飽和脂肪，改用那些人造奶油或液態植物油等所謂健康的油，來準備我所有的餐點；而如此節食的唯一結果就是讓我自己變得很慘，我的胃一直不舒服的咕嚕咕嚕叫，我覺得我被拋棄了，這眞是非常令人沮喪。最後，我乾脆放棄減重節食，它不値得我這麼做，我得出了我永遠也沒有辦法減重的結論，我把那些我穿不下的衣服全部丟掉了。

但當我開始更深入認識飲食、健康與椰子油時，我了解到我以前吃的是不對的油。原本沒有打算再節食一次的我，乾脆就把所有的加工植物油改成椰子油，我改吃奶油而不再吃人造奶油，我吃比較少的糖分，比較多的纖維，但我並沒有減少食量，或許還比以前吃下更多的卡路里，因爲我的飲食中加入了椰子油，而讓我攝取比以前更多的脂肪。

奇怪的事接著發生，我並不期待它會這樣，而且我在好幾個月之後才開始注意到，我的褲子變鬆、我的皮帶繫得比以前緊，我已經有一陣子沒有量體重，而我再站上體重計的時候，發現我瘦了將近二十磅（約九公斤）。我嚇了一跳，因爲我並沒有在節食，也沒有試著減重，我只是想要吃得健康一點而已，重量就自己不見了，我開始後悔丟掉那些我喜歡的褲子。

我這樣子吃到現在已經好幾年了，我沒有被剝奪的感覺，我吃用脂肪烹調的食物、我吃含有脂肪的甜點，但那些脂肪幾乎全是椰子油，那消失的二十磅也沒有再回來，以我的身高與骨骼結構來說，是在我的理想體重範圍內。我發現了一個跟減重節食不同的飲食方法，這個方法讓我不需要努力嘗試就會有用，眞是太好了。

這一章是獻給所有想要經歷不辛苦減重節食，卻能永遠減去多餘體重的人。**你不需要節食才能減重，你應該要做的是有智慧的選擇食物，你的食物還是可以一樣的好吃又令人滿意**，然後又健康且有減重效果。

我們爲什麼計算卡路里

人爲什麼會變胖？基本上是因爲攝取的食物比身體需要的多，我們吃下肚的食物會被轉換爲以卡路里來計算的能量，用來提供新陳代謝作用與身體活動。多餘的卡路里會被轉換爲脂肪，然後儲存到脂肪細胞中，形成我們大腿上的脂肪團、腰部的備胎及臀部上的過大椅墊，因此我們吃得越多就會長得越大。

我們身體使用卡路里來維持這些基本活動的速率稱爲「基礎代謝率」（basal metabolic rate，BMR），它等於是當一個人在醒著、躺著不動的時候所會消耗的卡路里數。任何的肢體活動，不論大小，都會需要額外的卡路里，我們每天消耗的卡路里中，至少約三分之二是用來供應基本的新陳代謝作用。

每一個人的基礎代謝率都不一樣，有很多因素會影響一個人的基礎代謝率，以及身體所需要與使用的卡路里數。年輕人比老年人需要更多的卡路里，身體勞動量大的人比勞動量少的人需要更多的卡路里，那些在斷食中、飢餓中、節食中的人會需要較少的卡路里，過重的人比精瘦或強壯的人還需要較少的卡路里，最後這兩個對於過重或在節食中的人來說是不好的消息，代表的是他們需要吃的更少，才能看到一點效果。

我們自己能控制、決定我們體重的兩個重大影響因素是卡路里的攝取與身體活動，我們來看一個解釋卡路里攝取與身體活動如何影響我們體重的例子。一個體重一百五十磅（約六十八公斤）坐辦公室工作，如電腦工程師的男人，他一天需要約一千六百卡路里作爲基礎代謝之用，還有每天八百卡路里的活動需求，因此他一天需要攝取約二千四百（一千六百加上八百）的總卡路里數來維持他的體重。體重會增加有二個因素：（1）如果他攝取超過二千四百卡路里，那所有超過的部分就會被轉換爲脂肪，導致體重增加；（2）如果他的活動量變得比目前更少，身體就會使用更少的卡路里，並且把多餘的部分轉換爲脂肪。不過，也有兩個方法能讓這個人的體重變輕：（1）如果他的食物攝取不到二千四百卡路里，他的身體會從脂肪組織來製造不足的卡路里；（2）如果他開始運動，身體會利用脂肪存量來提供能量增加的身體活動。

一個健康的卡路里攝取是因人而異，取決於活動量的大小、性別的差異等。一個從事如清潔工等適度活動量工作的男人，一天需要約二千六百到二千八百卡路里，來維持他的體重；對一個像水泥工一樣活動量較重的男人來說，一天約需要二千八百到三千二百卡路里。視活動量的大小，一般的男性一天需要的卡路里在二千二百到三千二百之間。女性一般身材比男性瘦小、肌肉組織也較少，因此她們的卡路里需求較少，約二千到二千八百。

快速減重？

你應該都看過這類型的廣告：「我在四週內減了五十磅！」「我在三天之內從衣服尺寸十八號變成八號！」所有的瘦身廣告都聲稱能夠「快速」減重，不過眞的有可能在這麼快的時間減去重量嗎？我們讓事實來說話。

一磅（四百五十四克）重的體脂肪儲存有約三千五百卡路里，要減去這一磅重的脂肪，你必須減少三千五百卡路里的攝取。平均來說，一天減少五百卡路里的攝取（一個星期三千五百）能在一個星期減去一磅的體重，一天減少一千卡路里的攝取則能在一個星期減去二磅的體重，要每天減少一千卡路里的攝取，一個一般重量的人就必須減少他或她的食物量達一半之多，這是很大量的節食！而這代表的意義是眞正的脂肪減少是需要時間的。你無法在六週內減去五十磅的脂肪，因爲這根本就是一件不可能的事，除非你極度肥胖，然後什麼都不吃，只喝水，在這樣的時間內，減少六到十二磅的脂肪是比較實際的。

很多人會不同意上面的說法，會說他們曾經在二個星期內或更短的時間內減重十磅，但體重減少本身是會騙人的。一磅的體重減少不一定代表著一磅的脂肪減少，快速的體重變化並非脂肪的變化，而主要是身體水分的流失。我們讓數字來解釋，平均來說，不論是過胖或過瘦，我們一天大約需要二千五百卡路里來維持我們現在的體重，這是一個剛好維持現狀的數字，這個數字的三分之二或一千六百六十七卡路里，是維持我們基礎代謝所需要的數字，一天減少一千卡路里的攝取是非常巨大的，而且會讓你處於飢餓邊緣，因爲你所攝取的卡路里根本連維持你的基礎代謝都不夠，更不要提你每天的活動量了。

要達到減少如此大幅度的卡路里，你需要每天大量的減少所吃的東西，即使你挑的都是低卡的食物也一樣，但儘管如此你也只會在一星期減去二磅的脂肪，再來你會因爲沒有能量而不時的感到飢餓與疲倦。廣告中有人聲稱透過某一種節食方式，達到一個星期十磅、四個星期四十磅或任何其它神奇數字的減重，有可能是眞的，但他們減去的並非脂肪，而是肌肉組織和水分，不需要多久，水分就會回來，然後體重就增加了，如果水分沒有逐漸的補充回來，就會因慢性脫水而導致一些非常嚴重的健康問題。

爲了要永久的、健康的減去脂肪跟多餘的重量，你必須慢慢來，減重的最佳方法是慢慢的改變你所攝取的食物種類、增加你的活動量、然後停止去煩惱卡路里的計算，也不要否定你自己。它是做得到，就像我接著要告訴你，在的飲食中加入椰子油會讓減重變得容易些。

脂肪的大問題

雖然食物的卡路里數有多有少，但過度的攝取任何一種食物都會讓一個人的腰圍多一圈。我們的能量或卡路里來自於三種營養素：脂肪、蛋白質與碳水化合物。我們所攝取的每一公克蛋白質，不論是來自肉類還是穀類，都能提供人體四卡路里；而來自蔬菜、水果及穀類的碳水化合物也是每一公克提供人體四卡路里；但是每一公克的脂肪則會提供超過二倍的量——九卡路里。因此，一個人必須攝取脂肪量二倍以上的蛋白質或碳水化合物，才能夠獲得與脂肪相當的卡路里數。

以減少飲食中脂肪量來達到降低總卡路里攝取與減去多餘體重是一個符合邏輯的作法。但沒有多少人能夠長期嚴格執行低脂肪或無脂肪的飲食，脂肪會讓食物更美味，它也是許多道菜與烘焙食品烹調的必要成分。統計顯示幾乎所有以低脂肪飲食達到減重目的的人，會在一兩年之內復胖，而且通常會變得比原來還要胖。要從飲食當中完全去除脂肪是需要相當大的意志力，若要能眞正的成功則是需要一輩子的承諾才行，但大部份的人並不願意在有生之年過完全沒有脂肪的飲食生活。

再者，脂肪實際上是一項重要的食物成分，沒有了它會導致營養缺乏，因爲只有透過脂肪，我們才能夠攝取脂溶性維生素（A、D、E、K及ß胡蘿蔔素）。研究顯示這些維生素能保護我們不受癌症與心臟病等無數的疾病侵擾，我們需要攝取含脂肪的食物才能夠獲得、吸收這類的維生素，低脂肪的飲食會導致營養缺乏，也會增加罹患數種退化性疾病的風險。

某一些脂肪是必要的，因爲我們的身體無法從其它的營養素中合成這些脂肪。這是爲什麼美國心臟協會、美國國家心肺血液研究所（National Heart, Lung, and Blood Institute）與其它組織都建議我們要攝取約佔總卡路里百分之三十的脂肪，對照來說，這些組織同時也建議社會大眾，蛋白質的攝取應爲總卡路里的百分之十二，而剩下的卡路里來源則爲碳水化合物。

不是所有的脂肪都一樣

吃下很多脂肪不是更容易變胖嗎？我們吃的脂肪越多、攝取的卡路里就越多，然後就越不容易減重。但是脂肪是我們飲食中重要的一部分，如果我們減少脂肪的攝取，我們同時也減少了必需脂肪酸與脂溶性維生素的攝取。

如果有一種脂肪，它有比其它脂肪較少的卡路里數，而且實際上還能讓你更健康——你會有興趣嗎？聽起來像是個幻想？但並不是，眞的有一種脂肪具有這種效果，而那種脂肪就在椰子油之中。

以椰子油來取代你目前飲食中的脂肪，或許對想要減去身上多餘脂肪的你來說，是最有智慧的一個決定。對於想要減重的人來說，我們常常認爲脂肪吃得越少越好，但其實並不需要減少你的脂肪攝取，你需要做的是單純地選擇一種對你有好處的脂肪——那種不會讓體重增加的脂肪，你可以透過攝取更多的飽和脂肪（以椰子油的形態）、更少的多元不飽和脂肪（加工植物油）來達到減去多餘體脂肪的目的。

所有的脂肪，不論是飽和或不飽和、來自牛還是來自玉米，都含有相同的卡路里數，然而椰子油中的中鏈脂肪酸所含有的卡路里卻相對少一點，由於那些構成椰子油的中鏈脂肪酸比較小，他們所產生的卡路里數也比一般的脂肪少。比方說，萃取自椰子油的中聯三酸甘油脂油品，含有百分之七十五的辛酸（C:8）及百分之二十五的癸酸（C:10），其有效能量數只有每公克六點八卡路，這比其它脂肪的九卡路里還少很多。椰子油則具有每公克約八點六卡路里，雖然這不是一個很大的差異，但如果你把飲食中所有的油都用椰子油來取代，你的總卡路里的攝取就會降低，長時間下來，這個卡路里的減少就會產生一定的效果。

這個小小的卡路里差異只是事實的一小部分，椰子油所提供的卡路里實際上是接近碳水化合物所提供的那種，因爲椰子油的消化與分解利用過程跟其它的脂肪不同。

椰子油製造能量、不是脂肪

當人們要節食減重的時候，限制最多的是那些含有大量脂肪的食物，為什麼要排除脂肪？我們知道脂肪含有較高的卡路里，但這裡還有另外一個原因，因為脂肪在人體內被消化與利用的方式，使脂肪成為我們身上最多的體脂肪。講白一點，我們所吃的脂肪就直接變成我們身上的脂肪。

當脂肪被我們吃下肚後，它會先被分解為單一的脂肪酸，然後再重新合成為名叫脂蛋白（lipoprotein）的一種由脂肪與蛋白質構成的物質，這些脂蛋白接著被送入血液循環中，然後把脂肪酸儲存到我們的脂肪細胞之中。其它如蛋白質與碳水化合物的營養素在被分解後，會被直接作為能量使用，或是被用來建立組織。只有當我們吃得太多的時候，多餘的碳水化合物與蛋白質才會被轉換為脂肪，只要我們的吃得夠多，可以滿足身體的能量需求，我們食物中的脂肪最後就會變成我們細胞中的脂肪，只有在每餐中間，當身體的活動超過儲存的能量時，脂肪才會被拿出來燃燒用以提供能量。

然而，中鏈脂肪酸的消化與利用方式卻是不同，它們不會被合成脂蛋白，也不會像其它脂肪進入血液循環中，而是直接被送到肝臟去，肝臟會馬上把它們轉換為能量——就像碳水化合物一樣。不過，與碳水化合物不同的地方是，中鏈脂肪酸並不會提高血糖，因此椰子油對有糖尿病的人來說是安全的，很多人表示椰子油能協助他們控制對糖分的渴望，與減少低血糖症狀，所以當你食用椰子油，身體會馬上使用它來產生能量，而不是把它儲存爲體脂肪。結果是，與其它的油脂相比較之下，除了沒有多餘部分被轉換爲體脂肪的問題外，你還可以食用更多的椰子油。在許多飲食研究中已經有大量文獻證明，在同時以動物與人類作爲實驗對象，以中鏈脂肪酸替代長鏈脂肪酸的結果是，體重增加的控制與脂肪儲存的減少。

這些研究從科學上驗證，以中鏈脂肪酸取代主要是傳統食用脂肪來源的長鏈脂肪酸，會讓烹調出來的餐食帶有較低的有效卡路里數。因此，中鏈脂肪酸在控制體重增加與脂肪儲存上是一個有效的工具，而以中鏈脂肪酸取代長鏈脂肪酸最簡單、最好的方法就是用椰子油來準備你的食物。

新陳代謝雲霄飛車

你不討厭他們嗎——那些看起來像竹竿一樣瘦，而吃起東西來就像馬一樣吃不停的人？他們充滿活力與生氣，可以滿口塞滿各式各樣會讓人變胖的食物，卻從來都不會多長一塊肉，而你卻只要吃一根西洋芹菜莖就會馬上胖五磅，爲什麼會這樣呢？答案是新陳代謝，你的基礎代謝率比他們的來的低。他們在一樣的運動量下能夠燃燒比你多的卡路里，他們可以吃得比你多但體重卻比你輕，這樣來看，如果能夠增加你的基礎代謝率不是很棒嗎？

增加你的新陳代謝最好的方法是運動，當你規律的運動時，你的新陳代謝就會提高。在運動時，你的新陳代謝會增加；然後即使當你沒有運動的時候，它仍會保持提升的狀態。一個身材合適的身體也會比肉肉的身體燃燒更多的卡路里，因爲精瘦的身體組織會比脂肪組織燃燒更多的卡路里，因此一個身型健美的人會消耗較多的卡路里。這是爲什麼一個人可以像大猩猩那樣子的吃，卻仍然瘦得跟鳥一樣；而另一個人吃得像鳥一樣，卻還是長肉。

我們所吃食物量也會影響新陳代謝。如果我們突然開始少吃東西，就像是節食的時候，這個動作會對我們的身體發出信號，讓身體以爲食物不夠充足，而在自我保護之下，我們的基礎代謝率就會開始降低以儲存能量，較慢的新陳代謝同時也代表我們的身體產生較少的能量，而讓我們開始更容易感到疲勞。

節食很容易會讓我們時時感到飢餓與疲倦，因爲我們的身體爲了要應付較少的卡路里攝取，而開始讓新陳代謝降低；這個時候，爲了要能夠明顯看到減重的成效，你甚至必須要吃得更少，基本上就是讓自己挨餓，才能達到比你的身體每天活動所實際需要更少的卡路里。如果你是超重的，只減少食物攝取到跟你每天所需的卡路里數一樣的話，那你是無法減重了，你仍會維持在當時的體重水準。如果眞的要降低重量，就必須讓你自己挨餓——或者是你必須大幅的增加活動量。運動是有益的，因爲它能讓你的基礎代謝率維持正常或增加，也讓身體燃燒更多的卡路里。如果同時運動跟節食，你將會得到最大的減重效果，因爲你降低了卡路里的攝取，也同時增加了每天消耗的卡路里數和基礎代謝率。

節食反而讓你胖

有人曾經說過：「在過去幾年我已經減去了二百磅。如果我繼續這麼做，我的體重會變成負二十磅。」很多人認同這句話，認爲節食是沒有幫助的，事實上節食眞的會讓你變胖。爲什麼呢？爲了減重而在一段時間的節食後，你就會開始放鬆自己；大部份的人會有強烈的飢餓感，然後開始吃至少（如果沒有更多的話）跟在節食前一樣多的食物。節食很可能會在前幾個星期讓你瘦了十磅或十五磅，其中大部份是水，而你停止節食之後，你對食物的渴望會讓你想要吃，然後吃得過多，不過現在你吃下去的每一個卡路里都變得比原本重了。爲什麼？因爲你的基礎代謝率降低了，八百卡路里的一餐，現在對你來說就像是一千卡路里一樣。結果不只是你所有減掉的體重回來了，而且還多了一些，在你的基礎代謝率趕上來之前，卻已經又超重了，這個時候的你比之前又更重，基礎代謝率也比以前更低，而燃燒的卡路里比以前更少，然後你開始覺得越來越難減去重量。當你又開始吃東西時，你大概只會儲存脂肪而不是燃燒它們，因爲你的燃燒速率變得更慢了。

現在你比以前更胖了，你可能會鼓起勇氣想再嘗試節食一次，又再度限制卡路里和食物的攝取，然後又會在剛開始時看到成效，而新陳代謝開始變慢後，就會碰到停滯期，而讓減重的效果變慢或停止，接著開始感到挫折，然後又開始吃了，體重又全部回來，還又再多了一點，隨著你的每一次的節食，你的體重就增加一次又一次。

只有那些能小心的選擇所吃的食物、持續不放棄、規律運動的人才有辦法永久的減去體重，快速節食減重是沒有用的，生活習慣改變才會有用。

椰子油在新陳代謝上的驚奇

如果可以吃一顆藥就讓新陳代謝速率提升，那不就太好了嗎？從某個角度來說，這就是我們在吃東西時，實際會發生的狀況。食物會影響我們的基礎代謝率，而當我們吃東西時，我們身體中的很多細胞會提高它們的活動力，來協助消化與吸收，這個細胞活動的刺激，被稱作「飲食誘發的生熱作用」（diet-induced thermogenesis），會使用約百分之十我們所吃下去的食物能源。或許你有注意到過，特別是在天冷的時候，你會在用餐過後感到比較溫暖，因爲當時身體引擎的運轉速度稍微高一些，所以會產生更多的熱量。不同種類的食物會有不同的生熱效果，富含蛋白質的食物，例如肉類會增加生熱作用，然後會對身體產生刺激性與能量性的效果，不過這樣的效果只有在你沒有過度飲食的時候才有，過度飲食會對你的消化系統產生極大的負擔，然後會耗盡你的能量，讓你感到疲倦，這是爲什麼我們通常在飽餐之後會想要睡覺的原因。

蛋白質的生熱效果比碳水化合物要高上許多。這是爲什麼當一個人突然減少肉類的攝取或改吃素食時，通常會覺得沒有精力的原因，而這也是高蛋白飲食能促進減重的其中一個因素——新陳代謝的增加會燃燒掉更多的卡路里。

比蛋白質更能夠加速你新陳代謝的食物就是椰子油。拿汽車來比喻，中鏈脂肪酸能將你的新陳代謝從低檔打到較高檔，所以你會燃燒更多的脂肪，因爲中鏈脂肪酸會增加新陳代謝率，而椰子油是食用脂肪中眞的具有促進減重的一種脂肪。一種能減輕而非增加體重的食用脂肪，說實在地，聽起來是蠻奇怪的，但這卻是千眞萬確的事，只要沒有攝取多於身體所需要的卡路里。中鏈脂肪酸容易消化，且能快速的燃燒爲能量供新陳代謝利用，因此還會增加新陳代謝活動，甚至燃燒長鏈脂肪酸，所以中鏈脂肪酸不僅會燃燒來生成能量，還會促進長鏈脂肪酸的燃燒。

一位知名的營養與健康權威，朱利安．威德克博士（Dr. Julian Whitaker）爲長鏈三酸甘油脂與中鏈三酸甘油脂做了這樣的類比：「長鏈三酸甘油脂就好像是被放進小營火中潮濕的大木頭一樣，一直把木頭加到營火中的結果就是木頭比火還要多；中鏈脂肪酸就好像是在汽油中浸泡過的報紙卷，它們不僅燒得明亮，而且還把潮濕的木頭一起燒掉。」（Murray，一九九六）研究結果支持了威德克博士的看法，在一項研究中，一份含有百分之四十中鏈脂肪酸高卡路里飲食的生熱（脂肪燃燒）效果，被拿來跟一份含有百分之四十長鏈脂肪酸的高卡路里飲食比較，中鏈脂肪酸的生熱效果幾乎是長鏈脂肪酸的兩倍：一百二十二卡路里對六十六卡路里。研究人員作出結論，認爲以中鏈脂肪酸形態存在的脂肪所產生的多餘能量，並不會有效的被儲存爲脂肪，而是燃燒掉。一項後續的研究證明，在六天內連續食用中鏈脂肪酸會增加飲食誘發生熱作用達百分之五十。

在另外一項研究中，研究人員比較一餐含有中鏈脂肪酸的四百卡路里飲食與含有長鏈脂肪酸

「我在一年前開始使用椰子油的時候，我並沒有任何的期待，我當時是過重的，也只能接受這個事實；節食對我來說就是沒有用，事實上雖然我的飲食內容算是健康，我的體重在這麼多年來還是慢慢的在增加，我吃的也是我認爲健康的油—多元不飽和油脂。」

「在讀了布魯斯 ‧ 菲佛有關椰子油的書之後，我把油全部換掉。我認眞的詳讀標籤來避免氫化植物油—而且也對它們的無所不在感到驚訝，我使用椰子油在我所有的烹調上，甚至還加到我的茶中。」

「我在幾個星期內就瘦了二十磅，更重要的是我的體重在接著的一整年中都維持不變，即使在有些時候，像假日或聖誕節，會稍微放縱一下，我並沒有因而變胖。我不論走到哪裡都帶著椰子油，少一天沒吃都不行！我確信是因爲多元不飽和油脂才讓我變胖的，而椰子油則幫我把體重減去。」

「再來我的精力也提高了，過去的我大多是沒有什麼元氣的，但是現在的我可以一整天都有力氣；另一個副作用是—我的頭皮屑完全消失了。」

——雪倫・瑪斯（Sharon Maas）

的相同卡路里飲食，在六個小時內，中鏈脂肪酸所產生的生熱效果是長鏈脂肪酸的三倍。研究人員的結論是，只要攝取的卡路里數維持一樣，以中鏈脂肪酸取代長鏈脂肪酸會造成體重減輕。

研究人員藉由測量能量消耗（身體所使用的卡路里數）來評估新陳代謝的改變狀況，當新陳代謝增加時，所燃燒的能量或卡路里數就會增加。在一項研究中，測量自願參加研究的人，在食用含有中鏈脂肪酸的一餐飲食之前與之後的能量消耗發現，在一般平均體重的人身上，能量消耗增加了百分之四十八，這代表著這些人的新陳代謝增加到一個程度能夠比平常多燃燒百分之四十八的卡路里。在肥胖的受驗者身上，能量消耗則增加到神奇的百分之六十五！所以一個人的體脂肪越多，中鏈脂肪酸對新陳代謝的影響就越大。

這個生熱或卡路里燃燒效應並不是只有維持到餐後一或二個小時而已，研究顯示在食用完含有中鏈脂肪酸的一餐後，新陳代謝會維持在升高的狀態下最少二十四個小時以上！所以當你吃下含有椰子油的一餐後，你的新陳代謝會增加並維持這個升高的狀態達二十四個小時，在這整個期間你會有較高的能量供給，而且你會以較快的速率燃燒卡路里。

加拿大麥基爾大學的研究人員發現，如果你是過重的，然後把你的飲食中所有以長鏈三酸甘油脂做成的油脂，如大豆油、菜籽油、紅花油等，替換爲含有中鏈三酸甘油脂的油脂，如椰子油，那你可以在一年之內減去高達三十六磅的多餘脂肪。這是在沒有改變你的飲食，與沒有減少你吃的卡路里數前提下所達到的結果，你要做的事就只有單純的把油換掉。

能量與新陳代謝

攝取含有中鏈脂肪酸的食物，就像是給你的車加高辛烷值的汽油一樣，你的車子會跑的比較順且較遠。同樣的中鏈脂肪酸會讓你的身體運作的更好，因爲你的身體有更多的能量和耐力。因爲中鏈脂肪酸是直接通到肝臟去，然後轉換爲能量，你的身體因而獲得能量的增加。也因爲中鏈脂肪酸容易讓細胞產生能量的粒線體所吸收，新陳代謝因此而增加，這個能量的爆發對整個身體會有激勵的作用。

基於中鏈脂肪酸能立即被吸收產生能量，並促進新陳代謝的事實，運動員們開始把它拿來當作增強運動表現的手段，研究顯示這可能是有用的。比方說，在一項研究中，調查員測試了每日餵食含中鏈脂肪酸的老鼠體能耐力，然後與沒有被餵食中鏈脂肪酸的老鼠相比較。在六週的期間中，每隔一天就讓所有的老鼠參加游泳耐力測試，老鼠被放在有連續水流的池子中，然後計算老鼠耗盡體力所須的時間；在第一天，二組老鼠的游泳時間差異很小，隨著研究的繼續，有餵食中鏈脂肪酸的那一組很快地開始贏過另一組，而且也在整個研究期間持續地進步。類似這類型的測試，證明中鏈脂肪酸有能力能加強耐力和提升運動表現，至少在老鼠身上是如此。另一項以人類作為實驗對象的研究，支持了這些動物研究的結果，在這個研究中，被測試的目標是受制約的自行車騎士。這些騎士先以最大力量的百分之七十騎乘二個小時，之後馬上開始一項四十公里的計時賽（約需一個小時），並且配給下面三種飲料之一：中鏈脂肪酸溶液、運動飲料以及運動飲料／中鏈脂肪酸混合液，而飲用運動飲料／中鏈脂肪酸混合液的騎士在計時賽中表現的最好。

該研究的作者們提出理論，認為中鏈脂肪酸提供了騎士們額外的能量來源，因此節省了肝醣儲備。肝醣是儲存在肌肉組織中的能量，在三個小時的騎乘中會被燃燒殆盡，肌肉中含有越多的肝醣，運動員的耐力就越好。所以任何物質如果能夠提供能量，同時又能保留肝醣存量，對耐力型的運動員來說是有用的。在後續的一項測試「肝醣節省」理論的研究中，實驗參加者以最大力量的百分之六十騎乘三個小時，然後配給與前一個實驗相同的三種飲料，在三個小時騎乘運動結束之後，接著測量參加者的肌肉肝醣含量，結果是三個組別的肝醣含量都是相同的。結論是中鏈脂肪酸並沒有節省肝醣的使用，但是卻有增加運動表現，因此運動表現的增加並非源自於肝醣節省，而是有其它的因素所導致。

由於這些和其它類似的研究，很多在健康食品店販賣的粉狀運動飲料和能量棒都含有中鏈脂肪酸，以提供一個快速的能量來源，最常被使用在運動飲料和能量棒的中鏈脂肪酸是中鏈三酸甘油脂油品，這個成分通常在食物、補給品與嬰兒配方的標籤上標示爲「ＭＣＴ」。那些尋找營養、非藥物的運動表現加強方法的運動員，以及其它活動力旺盛的人也開始使用這些產品。

雖然很多研究顯示中鏈脂肪酸會提升能量與耐力，其它的研究卻顯示很小或沒有影響，至少在一次性口服中鏈脂肪酸混合液時是如此。研究顯示一次性口服的量是不會產生可供量測的影響，但以中鏈脂肪酸作爲每天飲食一部分的動物實驗中，結果卻是較爲明顯的。從這個證據來看，若想增強能量與耐力的最佳方式似乎就是每日攝取中鏈脂肪酸，而非在競技前或中的一次性攝取。

我們很容易理解爲什麼運動員會有興趣獲得較大的耐力和能量，那非運動員呢？那些因節食而食物限制，感到沒有體力的人呢？中鏈脂肪酸對於這些人也會有同樣的效果，如果規律的食用，中鏈脂肪酸會增加每日活動的能量與表現。想要在一整天中都能提高你的能量嗎？如果你在一天的某個時段就會開始感到疲累或沒有精力，可以試著增加椰子油到你的飲食中，它會增加提供你所需的能量來協助你渡過一整天。

椰子油能使你的能量增加，與咖啡因給你的提神效果是不同的；它比較微妙溫和、卻又持久。如同之前所敘述，新陳代謝會提高，然後持續維持至少二十四個小時，在這段時間內，你會有較高的能量與活力。

除了提升你的能量之外，新陳代謝率的增進還有其它非常重要的益處：它能協助保護你不受疾病侵擾與加速康復。當新陳代謝提高後，細胞以較高的效率運作，它們就會較快的修復損傷、老化或死亡的細胞會被快速更換、年輕或新的細胞會以加快的速度生成，以便取代耗盡用壞的細胞，甚至連免疫系統都會運作的比較好。

很多諸如肥胖、心臟病與骨質疏鬆等健康問題，在那些新陳代謝較低的人身上比較容易出現，如果新陳代謝率變得比正常時還低，那任何的健康狀況都會因而變糟，因爲細胞無法快速的恢復健康或修復自己，新陳代謝的提升能夠提供身體一個較高程度的保護，免於受到退化性與感染性疾病兩者的侵害。

以椰子油瘦身

椰子油中具有我們所能取得濃度最高的天然中鏈脂肪酸，以椰子油來替代飲食中其它的植物油，能夠協助促進體重的降低。使用精煉植物油事實上會導致體重增加，不只是因爲它的卡路里數較高，也因它的負面影響會危害我們的甲狀腺——人體用來控制新陳代謝的腺體。多元不飽和脂肪油脂會壓抑甲狀腺活動，進而降低新陳代謝率——剛好跟椰子油相反。食用多元不飽和油脂，譬如說大豆油等，會比其它的油脂導致更多的體重增加，甚至比牛油與豬油的影響還要多。根據賀爾蒙研究的內分泌學家雷．皮特博士（Ray Peat, Ph.D.）的說法，不飽和油脂會妨礙甲狀腺分泌、循環中的活動與組織對這個賀爾蒙的反應，當甲狀腺賀爾蒙不足時，新陳代謝就受到壓抑。多元不飽和油脂本身是高卡路里脂肪，它比其它任何脂肪都還會促進體重增加的脂肪。如果你想減重，吃豬油反而比較好，因爲豬油不會干涉甲狀腺運作。

農夫們經常尋找可以讓牲畜發胖的方法，因爲這些動物越大就會帶來較高的利潤，脂肪與油脂被當作添加物加入動物飼料中，讓它們可以很快的增加體重以利於到市場變賣；飽和脂肪似乎是個不錯的選擇來讓牲畜發胖，所以養豬戶爲了讓牲畜快點變胖而餵它們吃椰子產品，但當椰子產品被加入飼料中之後，豬隻卻開始變瘦！農夫們後來發現，含有大量多元不飽和油脂的玉米與黃豆能很快的達到椰子油所做不到的事，餵食玉米與黃豆的動物很快而且容易長胖，這些油脂增胖的功效這麼好，是因爲它們會壓抑甲狀腺運作、降低動物的新陳代謝率（黃豆尤其是不好，因爲它們含有甲狀腺腫原「抗甲狀腺化學物質」），它們可以吃比較少的食物，然後長得更重！很多人的情況也是類似的，每當我們食用多元不飽和油脂時，我們的甲狀腺體就受到攻擊，而失去正常運作的能力，體重增加也只是其中一個結果而已。

很多有正常體重或體重過輕的人會擔心，如果他們開始吃椰子油他們會瘦的更多。讓我在這裡跟你保證，如果你是這些人之一，椰子油並不會讓你的體重流失。椰子油對於身體是有雙向作用的，因爲它會促進健康與營養，它會讓身體往最理想的體重方向移動；如果你是過重的，它會讓你減去體重；如果你是過輕的，它會協助你增加重量。椰子油已經非常成功的被用在治療不同的吸收不良毛病與營養缺乏之上，協助營養失調的孩童與成年人增加所需要的體重，如果體重過輕，你很可能有某種程度的營養失調，椰子油能協助你的消化系統，從你的食物中吸收需要的養份、增進你整體的健康，並同時促進體重增加。

很多人對他們的體重走火入魔，即使他們的體重是正常的，或是有一點點過輕，他們還是試著減去更多的重量，他們的審美觀是要皮包骨的瘦，椰子油可能無法讓你骨瘦如柴，但它可以幫助你達到理想的體重且變得更健康。

第6章 美麗的肌膚與秀髮

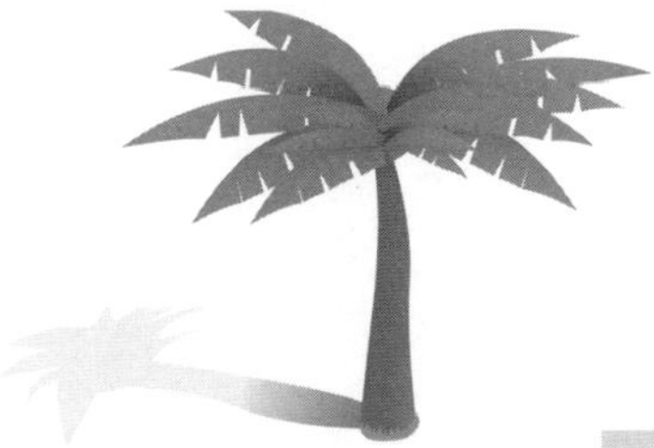

The Coconut Oil

幾千年來，椰子油被用來使皮膚柔軟與光滑，以及賦予頭髮飽滿、亮麗的光澤。玻里尼西亞女性以她們美麗的肌膚與秀髮而聞名，儘管她們每日都暴露在炙熱的太陽下，與海風對皮膚的嚴重吹拂，但以椰子由作爲皮膚乳液和護髮乳的絕佳效果，是沒有其它的油脂可以相比。

由於椰子油的天然乳狀質地、植物來源、幾乎沒有寄生蟲、其它化學物質與污染物，它長久以來被利用在肥皀、洗髮精、乳液與其它身體保養品中。小分子結構讓它容易吸收，也能同時賦予皮膚與頭髮一個柔軟、光滑的質地。它可以成爲修復乾、裂與起皺紋皮膚最理想的軟膏，很多人拿它來作爲護唇膏，因爲它是安全且天然的。不像其它大部份的身體保養品，它可以在原始天然的狀態下被使用，而不需摻雜刺激的化學物質與其它的添加物，基於這個原因它被當作身體乳霜、乳液使用已經非常多年了。

保持你的皮膚光滑與年輕

我們使用護手霜與身體乳液來讓我們的皮膚柔軟、看起來更年輕，然而其實很多的乳液都會促進皮膚乾燥。市售乳液絕大部分是水份，它們的濕氣會很快的讓乾、有皺紋的皮膚吸收，當水份進入皮膚之後，會將組織撐開，就像用水灌滿氣球一樣，因此皺紋會消失而讓皮膚感覺起來比較光滑，但這只是暫時性的，只要水份一蒸發或是被血液帶走，乾、有皺紋的皮膚就會重現。一般的身體保養品無法永久的治療乾、有皺紋的皮膚，大部份的乳液含有某些種類的高度加工植物

皮膚彈性測試

你的皮膚有多年輕呢？隨著我們老化，皮膚也會失去它的彈性，變得像皮革般的堅韌且起皺紋，這是自由基破壞的結果，以及退化與失去作用的徵兆，重大的皮膚變化從約略四十五歲左右開始明顯出現。下面的皮膚測試顯示出皮膚在自由基退化之下大概的功能性年齡，做這個測試，然後跟下面所列平均的年齡組別相比後，你的皮膚功能性年齡是幾歲？看看你的皮膚在功能上比你的生理年齡是較為年輕，還是較為年老。

測試的方法：用你的大拇指與食指捏起你手背上的皮膚，維持五秒鐘不動，然後放開手指，計算你的皮膚回復到原來完全整平的狀態需要多少時間。時間越短，皮膚的功能性年齡就越年輕，與下表比較你的結果：

時間（秒數）	功能性年齡（歲）
1-2	低於30
3-4	30-44
5-9	45-50
10-15	60
35-55	70
56或更長	70以上

你的結果是如何呢？你的皮膚測試比你的真實年齡老嗎？還是你剛好就是跟平均差不多？如果你想要防止你的皮膚繼續老化，甚至想要讓你的皮膚年輕一點，你可以做的最佳事情，就是使用椰子油來取代其它的乳霜或乳液。我現在是五十多歲，而當我做這個測試時，我的皮膚在一到二秒內就回彈回來一就像你會期待的一樣是個二十歲的皮膚。

油，這些植物油缺乏所有的天然、具保護性的抗氧化物質，然而這些抗氧化物對皮膚保養來說是非常重要的。

油脂對身體所有的組織有一個明顯的效果，尤其是對結締組織。結締組織是身體裡最多且分佈最廣泛的組織；它出現在皮膚、肌肉、骨骼、神經與所有的內臟器官。結締組織是由強壯的纖維所組成，作爲全身組織的基礎或支撐架構；換句話說，它把所有的東西抓在一起，如果沒有了結締纖維，我們就會變成一堆沒有形狀的組織。它賦予皮膚強度跟彈性，當我們年輕又健康時，皮膚是光滑、有彈性且柔順靈活；隨著我們老化，這些纖維會因爲自由基攻擊而不斷的崩解，導致它們凹陷與出現皺紋，那曾經是年輕、柔軟又光滑的皮膚就會變得乾燥、像皮革般堅韌。

自由基反應只要一發動，它會造成連鎖反應而製造更多的自由基，到最後會損害上千的分子，而我們身體對抗自由基的唯一方法就是透過抗氧化物質。當自由基接觸到抗氧化物的時候，連鎖反應就被終止，基於這個原因，我們當然希望細胞與組織中有大量的抗氧化物能保護我們，人體組織裡所含有的抗氧化物數量，很大一部分取決於我們飲食中的養分。

自由基反應是隨時在我們體內發生，它們是我們生存與呼吸不可避免的結果，然而有些人會比另外一些人承受較多的自由基損害，原因是許多環境因素會增加自由基反應的數量。比方說，抗氧化營養素（例如維生素A、C、E）較低的飲食，會降低細胞所能夠自我保護的抗氧化物數量，而抽菸與空氣污染則是會立即產生自由基，輻射（包含紫外線）也會刺激自由基生成，諸如殺蟲劑與食品添加劑等的化學物質會增加自由基活動。而廣泛的被使用在我們的食物與身體保養品中，會產生大量自由基的一種物質，就是氧化植物油。

傳統的加工程序會將多元不飽和油脂中具保護作用的抗氧化物質去除，沒有了這些抗氧化物質，不論是在人的體內還是體外，多元不飽和油脂都會非常容易生成自由基。當我們食用加工油脂，身體必須使用體內的抗氧化物質來對抗油脂中所含有的自由基，進而造成體內維生素E與其它抗氧化物質的缺乏；當我們把這類型的油脂塗抹到皮膚上時，它們也會生成自由基，對結締組織造成傷害。這是爲什麼你必須小心謹愼的選擇你使用在皮膚上的油脂種類，如果你使用含有這類型油脂的乳液或乳霜，皮膚就會加速老化，這些乳液或許會帶給你一些短暫的效果，但會讓皮膚加速老化，甚至導致皮膚癌。

年老的典型徵兆之一是皮膚上出現棕色、類似雀斑的斑點。這種顏色稱作「脂褐質」，它也被稱爲老人斑或肝斑（liver spot）。它是我們皮膚上的脂質（脂肪），因爲自由基劣化的一個徵兆，也被稱作脂褐質。我們皮膚上因爲自由基活動所造成的多元不飽和脂肪與蛋白質的氧化，被認爲是肝斑產生的主要原因；肝斑一般不會有害或讓人不舒服，如果不是有親眼看到，我們甚至不會注意到它的存在，但它是會影響我們的健康與外表。

雖然肝斑在皮膚上可以很清楚的看到，它也會在全身其它看不見的組織中形成——腸子、肺、腎臟、大腦等，它代表著受自由基反應而受損的區塊。皮膚上出現越多的肝斑，身體內就會有越多的肝斑，與越多的組織受損或「老化」。在某種程度上，你可以從皮膚上肝斑大小與數量來判斷自由基在你的體內所造成的損害，當皮膚上的肝斑越多、越大的時候，代表著自由基損害越大，所有受影響的組織都有一定程度的損壞。如果發生在你的腸子，它會影響腸子的消化與養分吸收的能力；如果出現在腦部，它會影響心智能力。就像自由基會讓結締組織受損，導致皮膚的凹陷與失去作用，同樣的事也會發生在內臟器官上，讓這些器官產生凹陷與變形。皮膚就像是一扇窗戶，讓我們可以透過它看到我們體內的狀況，我們外表看起來如何，大概就是我們體內發生的狀況。

由於細胞無法排除脂褐質色素，它會隨著我們老化，慢慢的累積在體內很多細胞上。當脂褐質色素一生成之後，它大概就會一輩子都在那個地方，但你可以透過在你的飲食中，與皮膚上使用正確種類的油脂，來防止更進一步的氧化發生，甚至或許能夠消除已經形成的斑點。

以椰子油來修復你的肌膚

理想中的乳液是那種不只會讓肌膚柔軟，還能保護它對抗損害、促進康復，以及賦予其一個更年輕、健康的外表。而純椰子油是最佳的天然肌膚乳液，椰子油能防止自由基生成與其所導致的損害，也能幫助皮膚防止肝斑與其它因老化或過度曝曬所導致的瑕斑，還會幫助維持結締組織強健柔軟，使皮膚不會凹陷與產生皺紋。在某些情況下，它甚至能夠修復受損或生病的皮膚，我曾經看過癌症前期的皮膚損傷，在每天使用椰子油之下完全消失的案例。

傳統上沒有什麼衣著的玻里尼西亞人，歷代都曝曬在炙熱的太陽之下，但卻擁有漂亮健康的皮膚、沒有瑕班與癌症。原因是他們食用椰子，以椰子油作爲身體乳液，皮膚吸收椰子油之後，油脂進入結締組織的細胞結構，避免過度陽光曝曬所造成的傷害，他們的皮膚即使在長時間處於大太陽下，還是維持健康不受損。

椰子油與其它的乳霜、乳液的差別，在於後者是用來提供立即、短暫的紓解功效，而椰子油不只能提供快速的舒緩，也能對皮膚的修復與痊癒過程提供幫助。大部份的乳液對皮膚沒有持久的效益，而且很多都會加速老化過程，如果你可以簡單的使用椰子油來幫助你找回皮膚年輕的外表，那爲什麼還要冒著會永久性傷害皮膚的風險去使用其它的乳液呢？

椰子油具有絕佳的去角質作用，能讓你的皮膚看起來更年輕。皮膚的表層帶有一層死去的細胞，當這些死去的細胞脫落之後，新的細胞會取而代之；而隨著我們老化，這個程序會開始變慢，導致死去的細胞容易堆積，讓皮膚摸起來會感到粗劣、層片狀。椰子油能協助移除這些皮膚表層死去的細胞，讓皮膚更光滑、更能均勻的反射光線，進而讓皮膚的外表更健康、年輕，皮膚能夠看起來「光亮且平滑」是因爲光線在平整的皮膚上反射得更爲平均的緣故。

以椰子油當作乳液的兩個主要優點是，過多死去皮膚的移除，與皮膚基本組織的強化。有時候即使是年輕人也會受皮膚過度乾裂，造成死去得細胞層不正常增厚所帶來的困擾，椰子油不僅對此能提供立即的紓解，也通常能保有持續的效果。很多有各種皮膚問題的人，從椰子油獲得了顯著的改善功效，不少人在試過椰子油之後就不再使用其它的產品。

「很多年來，我不時會有嚴重的手部乾裂問題，它會沒有預警的發生，然後持續好幾個月，再慢慢的變好，不管我怎麼處理都無法改善它。上一次發生的時候是最嚴重的，有時候皮膚乾到會裂開流血，我的太太不願意牽我的手，說它就像砂紙一樣！」

「我試了各式各樣的乳液、乳霜都沒有用，整個狀況持續了超過一年，比之前任何一次都還要久。我接觸到椰子油，聽說它對皮膚很好，我買了一些椰子油來塗抹在我的手上，馬上就發現有所差異。我討厭用乳液，因爲它會在我的手上留下一層油膩或黏黏的薄膜，但椰子油會浸入我的皮膚而沒有什麼感覺。最厲害的是在一、二個星期內，我粗糙、乾裂的皮膚就好了，永遠的沒有了，我的手現在非常的細滑與柔軟，當我跟我的太太出門的時候，她會像以前一樣，很開心的牽起我的手。椰子油是我所使用過最棒的皮膚保養產品！」

—— 湯姆・M（Tom M）

當以椰子油作爲乳液來使用時，最好的方式是少量多次，視需要而重複使用。第一次使用的時候，你會覺得好像塗了一層很油的東西在皮膚上，但由於椰子油會快速的被吸收，它不像一般市售乳液或油脂會留下一層油膩薄膜。如果你一次使用太多的油，皮膚會飽和而不再吸收，這會在皮膚表層留下一層油膩薄膜，如果過了幾分鐘後你的皮膚還是如此油膩，那代表你使用過量，只要將多餘的部分抹去即可。

皮膚極度乾燥的人，在剛開始使用椰子油時需要時常塗抹。不少有這類狀況的人，喜歡多數乳液所帶來的油滑，好讓極度乾燥或生硬的皮膚有柔軟的感覺；而在一開始的時候，他們不認爲椰子油在這方面有足夠的作用，因爲椰子油吸收的太快速。在皮膚非常乾燥下使用椰子油的時候，你必須更頻繁的塗抹，椰子油眞正的功效會在一定時間的重複使用下開始出現。雖然其它的乳液可以暫時的讓皮膚柔軟，但它們對皮膚並沒有修復作用，而椰子油會漸漸的讓皮膚柔軟，移除死去的細胞層，與促進新的、更健康的組織成長。

如果皮膚乾裂非常嚴重時，我建議在晚上睡覺之前，在乾裂的地方塗抹一定量的椰子油，然後用塑膠膜輕輕的把塗抹區域包起來（讓油不會浸染出來），到了隔天早上再將塑膠膜移除，把油清洗乾淨，每晚重複這麼做，一直到症狀改善爲止。3M的防水透氣敷料（3M Tegaderm），一種防水、自黏的綳帶，是做這個用途非常好的包紮選擇。

保護皮膚不受感染

不論是外用還是內服，椰子油都會幫助維持擁有年輕、健康、沒有疾病的皮膚。從飲食中食用椰子油，而當中具抗菌效果的脂肪酸會幫助防止皮膚上的黴菌與細菌感染；若直接塗抹在皮膚上也會有一定的抗菌效果，規律食用椰子油的玻里尼西亞人幾乎沒有任何的皮膚感染或痤瘡。

我們的皮膚是個保護層，就像一件有彈性的盔甲般庇護我們不受到傷害，它在我們每天所接觸，數以百萬計的致病有機體中間提供了一層保護網，要不是有我們的皮膚保護著，我們是無法生存的，即使是一般不帶傷害性的有機體都會要了我們的命。

除了透過如鼻子與嘴巴等人體上自然的孔道之外，唯一能夠進入人體的方法就是穿過皮膚，當皮膚的防禦瓦解，感染就跟著到來。痤瘡、癬、皰疹、瘤、香港腳與疣等只是那些會影響皮膚與身體的感染性症狀中的一部分。

我們的皮膚不僅是個單純的外層，如果它是這樣的話，那我們的皮膚上真的就會佈滿了致病有機體，等待機會要進入我們的身體，一個小割傷，甚至是微小的抓傷，都會讓大量的這類壞東西進入我們的身體，導致疾病或致死。幸運的是，我們的皮膚不僅是一個有形的屏障，還是一個具有化學作用的防護罩，健康皮膚的表面化學環境對大部份有害病菌來說是無法生存的，所以致病有機體在我們皮膚表面的數量是極爲有限，而大部份的皮膚創傷不會演變成感染，也是因爲皮膚上相對的沒有什麼有害病菌。但如果一個傷口從像骯髒的鐵釘等佈滿危險微生物的物體所造成，那這些微生物就會穿過皮膚的有形與化學屏障，而感染就容易造成。

對抗感染性有機體的最大屏障就是皮膚上的酸性層，健康皮膚的酸鹼値約在五（pH5）左右，呈微酸性，我們的汗液（含有尿酸與乳酸）和油脂會促進這個酸性環境的生成。基於這個原因，汗液與油脂對我們是有益處的，對酸有容忍度的無害細菌能生存在皮膚上，但有害的東西卻無法大量生長，因而數量稀少。

我們身體所產生的油脂稱爲皮脂（sebum），是由每一根毛髮根部與其它部位的油脂腺體（皮脂腺）所分泌。這個油脂對於皮膚健康非常重要，它會使皮膚與毛髮柔軟、潤滑，並避免皮膚乾裂，皮脂中也含有以中鏈三酸甘油脂存在的中鏈脂肪酸，且能對抗有害病菌。

我們的皮膚上存有許多微小有機體，大部份是無害的，其中一些甚至是有益處，親脂性細菌對於維持健康的皮膚環境是很重要的。回想我們在前面章節所提及的，三酸甘油脂是由一個甘油分子連接著三個脂肪酸所組成，皮脂就跟椰子油、玉米油與其它脂肪一樣，也是由三酸甘油脂所組成；而親脂性細菌是以連接脂肪酸的甘油分子爲主要食物來源，當甘油分子被親脂性細菌所移除後，脂肪酸就被分離成單獨的脂肪酸，也就是游離脂肪酸。

當中鏈脂肪酸連接在一起爲三酸甘油脂時是沒有抗菌特性的；但當它們被分解而成游離脂肪酸時，它們就會變成強大的抗菌劑，能殺死致病的細菌、病毒與黴菌。因此皮膚的酸鹼值，配合這些中鏈脂肪酸形成了皮膚上的一道化學保護層，能防止皮膚受到那些討厭的微生物感染。

大部份的哺乳類，都是利用中鏈脂肪酸的抗菌特質來保護自己免於感染，而這些脂肪酸構成了人類皮膚所分泌油脂的一部分。野生動物依靠著大自然與本能來讓自己從傷害中痊癒，咬傷與擦傷也是相當常見的，尤其是在與掠食者交手過後，即使是幸運的逃過一劫，這些動物的傷口也常常會導致感染，這些受傷的動物會本能地舔自己的傷口，來清理並散佈身體油脂到受傷的組織，這些油脂能夠消毒傷口，進而防止感染。同樣的當我們割到手指的時候，我們也是本能反應的把受傷的指頭放進我們的嘴裡。

唾液也會協助皮膚增加中鏈脂肪酸的含量，唾液中含有一種稱爲舌脂肪酶（lingual lipase）的酵素，它會進行分解脂肪成爲脂肪酸的程序，而這個酵素會很快的分解食用脂肪與身體油脂（皮脂）中的中鏈三酸甘油脂成爲游離中鏈脂肪酸。由長鏈脂肪酸所組成的脂肪與油脂，亦即大部份的食用脂肪，則需要額外的胃部與胰臟酵素來將它們完全分解爲單獨的脂肪酸。

動物時常以舔自己毛髮的方式來清理自己，讓毛髮上沾滿唾液酵素，並將身體油脂轉換爲具保護性的中鏈脂肪酸。舔傷口這個動作本身會將唾液與皮膚毛髮上的油脂混合在一起，而產生更多的中鏈脂肪酸來協助對抗感染。某些動物似乎會產生較多的這類具保護性的脂肪酸，而豪豬就是其中一種，豪豬身上的刺是一種具恫嚇性的武器；不幸的是，這些動物也常常會不小心刺傷自己或其它同類。紐約皇后學院的生物學教授烏帝茲．羅茲博士（Dr. Uldis Roze），推測豪豬的高含量保護性脂肪酸是對自我損傷的一種防衛措施（Nochan，一九九四）。羅茲博士費了一番功夫才發現，豪豬身上的刺所含有的脂肪酸具有抗菌特質，他的研究牽涉到追蹤、捕捉豪豬與爲它們裝上無線電項圈。有一天他追蹤一隻豪豬到樹上，在嘗試捕捉它的時候，被豪豬的刺傷到他的上臂，在無法把刺移除的情況下，他只好等著讓刺自己掉落。在幾天後刺終於脫落，羅茲博士驚訝的發現他極深的穿刺傷口竟然沒有受到感染，他想說如果是一般的木頭碎片以相同的模式穿刺過他的上臂，那他早已受到嚴重感染了。羅茲因此推論豪豬刺上所含有的油脂帶有抗菌特質，而保護他不受感染，這個推論在後來的分析與測試後被證實，而油脂中所含有的中鏈脂肪酸正是關鍵所在。他的研究顯示，這些脂肪酸能夠殺死通常要以盤尼西林來治療的多種細菌，包括鏈球菌與葡萄球菌。

於是他去接觸製藥產業，想讓它們利用這些脂肪酸來生產抗生素軟膏或藥物，但最後被拒絕了，因爲這些中鏈脂肪酸是隨手可得的自然物質，不受專利保護。

我們的皮膚有程度不一的這層保護。主要因我們皮膚上有益菌的活動，皮膚與毛髮表面上的油脂，是由約百分之四十到六十的游離脂肪酸所構成，其中的中鏈脂肪酸含有抗菌特質，它們提供皮膚上的這層保護來殺死有害病菌。

成人比孩童會分泌更多的皮脂，因而在對抗皮膚感染上有較高的保護，皮脂中的中鏈脂肪酸的抗菌效果早在一九四〇年代就已經被觀察到，當時發現感染頭蝨（一種皮膚黴菌）的孩童，在到了青春期皮脂分泌增加後，感染就會自然的痊癒。

椰子油中含有大量類似那些存在皮脂中的中鏈脂肪酸，椰子油中的脂肪酸，也跟其它食用油脂一樣，都連接成三酸甘油脂。三酸甘油脂本身是沒有抗菌效果，就算它是由中鏈脂肪酸所構成，然而當我們攝取中鏈三酸甘油脂後，我們的身體會將它轉換爲單酸甘油脂與游離脂肪酸，而它們就眞的帶有抗菌效果。

當由三酸甘油脂所組成的椰子油塗抹在皮膚上時，它並不會立即的產生抗菌效果，但經常出現在皮膚上的細菌，會把這些三酸甘油脂變成游離脂肪酸，就像它們會把皮脂變成游離脂肪酸一樣，具體效果是皮膚上抗菌脂肪酸的數量與對抗感染的保護會跟著增加。這些游離脂肪酸也會協助維持皮膚的酸性環境，驅離致病的微生物，畢竟脂肪酸是呈酸性的，且能夠支持皮膚的酸性層。

當泡澡或淋浴的時候，肥皀會將我們皮膚上的油脂與酸性保護層洗掉，而在此之後通常皮膚會顯得緊繃與乾燥，塗抹潤膚產品會讓皮膚感到紓解，但並不會取代被洗掉的酸或具保護性的中鏈脂肪酸。此時，你的皮膚就會很容易受到感染，你可能以爲在洗過澡後你的身體是乾淨、沒有

「從我開始使用椰子油後大概只有三個月的時間，我的皮膚就跟新生兒的皮膚一樣，我有一張好看又氣色好的臉，我的腳底就跟青少年的腳底一樣（我不把油搓揉進去，我只是讓它吸收）。在五十三年多來頭一次，我只要使用椰子油就會感到溫暖，而我的體重減少了十一磅，我的頭髮閃亮又美麗，對我來說初榨椰子油是我的神奇食品！」

── 琳達・P（Linda P.）

病菌的，但病菌是無所不在，漂浮在空氣中、在我們的衣服上與我們所接觸的任何東西上，很多病菌藏在皮膚的裂痕或皺褶處而洗不掉，不需要多久，皮膚又會充滿了微小的生命，好的或壞的。在汗液與油脂重新建立起身體的化學遮蔽層之前，皮膚是容易受到感染的，如果你身上有割傷或乾裂，就會讓鏈球菌、葡萄球菌與其它有害的病菌有機會進入到你的體內。藉由使用以椰子油或棕櫚仁油為基底的乳液，你可以快速的幫助皮膚重組它天然的抗菌與酸性遮蔽層，如果你受皮膚感染所苦或想避免感染，在每次泡澡或淋浴後使用椰子油對你是有好處的。

頭髮養護

椰子油能對我們的皮膚帶來益處，它就能對我們的頭髮帶來同樣效果，它是一個絕佳的潤髮劑。著名的紐約髮型設計師艾曼達・喬治（Amanda George）把她華麗的頭髮歸功於椰子油，她說：「我在睡前會以二茶匙的溫椰子油按摩到我的頭髮裡，然後在隔天早上把它洗掉。」而它效果是柔順閃亮的秀髮。要將椰子油溫熱，你可以把瓶子放進溫水中浸泡，或是在水龍頭下用熱水稍微將瓶身淋過。

熟悉椰子油的美容師都非常信賴椰子油，他們聲稱椰子油的潤髮效果跟價值美金五十元的沙龍保養是一樣有效，但是椰子油只要一點點錢，而且你可以在家自己保養。

在晚上使用一點點油（一到二茶匙），然後隔天早上把它洗去，或者你可以使用多一點的油，完全的浸潤你的頭髮一到二個小時後再洗去，有些人喜歡在抹上油後，戴上浴帽，再好好的泡個放鬆的澡，然後在約一個小時後把油洗去，這個程序你可以每幾天重複一次。

如果你泡長時間的熱水澡，切記在泡完澡後要塗抹椰子油到皮膚上，來取代被洗掉的天然油脂。事實上每當你使用肥皂時，你就在移除身體上的保護層，與改變皮膚的酸鹼值，使用椰子油能夠協助重建一個健康的皮膚環境。

使用椰子油的另一個優點是它能協助控制頭皮屑，這是我在自己身上發現的。我從青少年時期開始就受頭皮屑所苦，唯一可以控制它的方法就是使用藥用洗髮精，而我也用了許多年，每當我試著要改用非藥用洗髮精的時候，我的頭皮屑在幾天之內就會再度出現。在知道很多身體保養產品中都含有不好的化學物質後，我決定再也不要使用藥用洗髮精，我開始改用比較天然的草藥皂與洗髮精，也跟之前一樣，頭皮屑沒有多久就全部回來了，我試了所有天然的東西，但卻沒有一樣有用。最後我試著塗抹一些椰子油到我的頭髮中，就像我上面所說的，然後在幾個小時後把它洗去，結果是驚人的，在每一次的使用後，我的頭皮屑就消失了。我不敢相信是這麼簡單，除了藥用洗髮精之外，沒有一樣東西有這樣子的效果，我現在有一樣天然的產品，不只可以清除我的頭皮屑，也對我的頭髮與頭皮有益處，椰子油現在成了我個人頭髮保養程序中固定的一部分。

大自然的奇妙膏藥

儘管椰子油所含有中鏈脂肪酸的抗菌能力已經通過實驗室的測試、使用在生物學中，並在每天的生活中可以看到，但當用於局部外敷時，椰子油還有它另一面的療癒能力，這是我不經意所發現的。

我在一個不尋常的情況下經歷到椰子油的療癒能力，當時我正在搬卸一整車的水泥磚，如果你曾經搬過水泥磚，你會知道那有多重，當我要卸下其中一塊時，不小心讓水泥磚夾到我的手，所產生的痛雖然劇烈，倒也不會致命，所以我繼續搬我的水泥磚，馬上一個深紅色血泡就開始形成，等我卸完磚頭、洗完手後，我擦了椰子油到手上就只是想要保濕罷了，也沒有去注意手上的血泡。

幾個小時後我再去看手上的血泡，它已經從一個切開豌豆的大小，縮小到只有一個針頭的大小，我感到驚奇，我從來沒有看到一個血泡在這麼短的時間內就消失，通常都要一到二個星期才能痊癒。而我除了塗抹椰子油之外，我並沒有對它做任何處理，我的第一個想法就是，說不定椰子油跟這個快速痊癒有什麼關係。由於這個想法太愚蠢，所以我馬上就排除它，我知道椰子油在食用後是有很多好處，但能夠加速皮膚受傷後的復原速度，就有點太厲害了。

之後我開始在其他人身上看到類似的局部外敷奇蹟。譬如說我其中一位客戶告訴我，他的痔瘡復發了，造成極度的痛楚與不舒服，他試了很多藥膏，但都沒有幫助；他剛剛才買了一罐椰子油，想說試試看，他把油塗抹到受影響的區塊，接著令他開心與感到神奇的是疼痛竟然減輕了，到了第二天，腫狀物也跟著消失。

另一個案例是一位幾乎在整個成年生活中，臉部與胸部受牛皮癬所苦的男人，他試過每一種能取得的乳霜、軟膏與膏藥，但卻沒有一種有用，只要在幾天內症狀就會復發，皮膚會變得乾燥、呈鱗片狀、有時甚至嚴重到乾裂出血。它影響到他的額頭、眉頭、鼻子、臉頰和胸部，隨著他的年紀越來越大，症狀也越嚴重，發炎與脫皮也成了一個持續性騷擾的程度。他看了許多醫生，而這些醫生都告訴他這個病沒有藥醫，只有暫時減輕症狀的處方藥膏可以開立，而這個藥膏只能提供輕微的短暫舒解。由於他無法從醫生身上得到幫助，他轉而求助於另類療法，開始透過飲食來解決他的問題，他停止速食、降低糖分與植物油的攝取，最後他以椰子油取代了飲食中大部份的油脂，他的症狀慢慢的進步，但並沒有完全消失，儘管牛皮癬的嚴重度降低許多，他的發炎與鱗狀物卻持續存在。某一天當他的發炎狀況又復發時，他塗抹了一點椰子油到發炎的地方看看會怎麼樣，結果椰子油有效！他隔天再塗一次，再隔天又再塗一次，就在幾天當中，他那幾乎全是乾燥、堅韌如皮革的臉部皮膚，變得柔軟光滑，沒有發炎也沒有產生鱗狀物，他說那是他的皮膚在過去二十年中看起來最好的時候。

一位女士告訴我：「我喜歡在臉上使用椰子油，它讓我的皮膚保持濕潤卻不會油膩。」她把椰子油拿來跟很多人都認爲是神奇藥膏的「雷婷A」（Retin-A，一種維生素A酸）比較，「我以前都是用雷婷A來預防面皰」，她告訴我，「但是自從我開始使用椰子油之後，我就再也不需要雷婷A了。椰子油跟雷婷A的效果是一樣的好。」雷婷A是一種用來預防痤瘡與增進皮膚結構的處方藥膏，儘管它具有某些效用，但也會導致某些讓人討厭的副作用，其中最糟的是它會讓皮膚對陽光敏感，進而增加皮膚曬傷與發生皮膚癌的風險，這是爲什麼它是只能由醫生開立的處方藥。

椰子油是幾乎所有的草本膏藥的最佳媒介物。一個名爲「固特」（GOOT，garlic oil oitment，大蒜油軟膏）的草本膏藥，是由壓碎的大蒜與椰子油所組成，它是一種你可以自己做的軟膏，對皮膚感染有效。正面健康新聞（Positive Health News）的編輯馬克·孔利（Mark Konlee）說：「我對這個膏藥所帶來的效果仍感到驚奇，去年秋天，我遇到本地的一位居民丹（Dan），他告訴我他有嚴重的足蹠疣和香港腳，當他把腳底給我看的時候，那是我看過最難看的一雙腳底板。」

馬克做了一些「固特」裝在一個小罐子給了丹，他告訴丹要將「固特」放在冰箱中（保存期限大概三十天），然後每天塗抹一些在他的腳上。二個星期馬克又遇到丹，「他脫掉襪子讓我看了一個神奇的轉變——黴菌感染與足蹠疣完全都消失了，他看起來像是有雙全新的腳，顏色與外表完全正常」，而丹也持續回報：「在大約十天之後，足蹠疣就脫落了。」

椰子油是一個理想、天然、無化學物質的防曬油，它是我唯一使用的防曬油，我無意中發現椰子油的防曬效果。有一年夏天，我到院子做事，但沒有使用任何的防曬乳，而我太投入我手上在做的事，於是在外面待了三個小時左右，我感到陽光在我皮膚上灼熱的照射著，但由於我太想要完成我的工作，也就沒有去注意這麼多，我自知可能會曬傷。當我回到室內淋浴時，我才發現我的曬傷有多嚴重，當溫水一碰到身體，我就因為痛楚而整個人萎縮起來，那是非常痛的！當我淋浴完畢，急著要找個什麼東西來，讓痛楚可以減輕，我注意到流理臺旁邊有一罐椰子油，想說它應該可以潤濕我的皮膚，或許還能減輕一點痛楚，我輕輕的塗抹了一些到敏感的皮膚上，結果感覺很好，而且在約半個小時左右我的痛楚幾乎就全消失了，這讓我感到相當的驚訝，不過故事還沒有結束。

在接著的下一個星期，我再度到院子去做事，這一次，我想與其在曬傷之後再來塗椰子油，不如在之前就先塗好。我這麼做了，然後我在大太陽下待了三、四個小時，當我回到室內，我身上完全沒有痛處，也沒有被曬傷的痕跡，我只有稍微被曬黑而已，這真的是不可思議！這是在我身上從來沒有發生過的事。我是一個非常容易曬傷的人，只要在陽光下二十分鐘，我就可以被曬傷的很慘，而這次我曝露在陽光下的手臂與臉卻完全沒有曬傷，不過卻有一個地方被曬傷了——我的頭頂。因為我頭頂的頭髮非常的細，而就算我戴了帽子，陽光還是穿過帽子上的細小孔洞曬傷了我的頭頂，我從來沒有想過在戴了帽子之後，還需要在頭頂上擦椰子油，我全身上下暴露在陽光下，有擦薄薄的一層椰子油的地方完全都沒有事。現在我只要在陽光下就會擦椰子油，而它甚至也在我到炙熱大太陽的氣候地區時保護著我。

椰子油能保護皮膚不受陽光的損害，同時也會讓身體慢慢的去適應陽光，而能夠承受更多的曝曬。跟一般的防曬乳不一樣，椰子油並不一定會隔絕紫外線，但能讓身體對陽光曝曬做自然的調適，自然的增加身體忍受陽光的強度。基於這個原因，我建議大家在使用椰子油作爲防曬用途時，先在幾天或幾個星期內慢慢的增加陽光曝曬的時間，而不是馬上就在陽光下曝曬六個小時。由於大家的皮膚都不一樣，能夠承受陽光的能力也不相同，因此每個人需要在緩慢的、每天一點一點的曝曬下去實驗，一直到找到讓自己覺得舒服的曝曬時間。玻里尼西亞人過去在傳統上是穿著很少量的衣服，並在炙熱的熱帶陽光下曝曬幾乎一整天，尤其是當他們好幾天或好幾個星期在大海上長距離漂流的時候，而椰子油及時提供了他們需要的保護。也因爲這樣，椰子油是早期很多市售防曬乳的常見成分，不幸的是，現在這些防曬乳中，椰子油已經被化學物質所取代了。

爲什麼椰子油能夠刺激細胞而加速痊癒與復原呢？我認爲一部分是因爲中鏈脂肪酸對細胞新陳代謝的影響。細胞的活動，包括損傷的治療，都是由新陳代謝所規範，當新陳代謝率提高時，細胞活動就會跟著加速，而所有相關的細胞活動，如修復受損組織、移除毒素、對抗病菌，以新細胞取代受損或死去細胞等的程序，也會在一個較高的速率下進行，因而讓修復過程被加速。中鏈脂肪酸會提供細胞一個快速的能量來源，提高它們的新陳代謝速率以及修復能力。

在使用椰子油做局部外敷中，最讓我印象深刻的地方是它消除發炎的能力，我見過它在幾天

「我在五個星期之前因爲椰子油的好處而開始服用它，我馬上就注意到持續的精力提升，以及我對垃圾食物渴望感的強烈較少。而我也開始在我的臉與身體使用椰子油，但是我從來沒有想到我會看到，多年來因爲受傷、手術及痤瘡等因素在臉上留下的疙瘩會因此而消失，皮膚上的深粉色快速的褪去，厚實、過度生長的皮膚變小，然後它們完全都不癢了。傷疤是我生命的一部分，在嘗試了所有的治療失敗後，我也已經放棄了，我非常感謝能夠重新擁有我在青少年時期的光滑、無瑕的皮膚。」

—— 註冊護士愛麗西亞・烏兒西茲（Alicia Voorhies, R.N.）

之內就讓慢性發炎的症狀解除。這在一開始時讓我感到很意外，因爲當時我還沒有在科學文獻中找到關於椰子油對發炎症狀的影響，而在更進一步的尋找之後，我找到一篇研究報告證實椰子油眞的具有抗發炎效果。在由薩德奇博士（Dr. S. Sadeghi）等人所發表的研究報告中顯示，椰子油能減少身體中的親發炎（proinflammatory）化學物質，研究人員建議，椰子油在治療一些急性或慢性發炎疾病上或許會有成效。這也解釋了我所觀察到以椰子油改善牛皮癬與其它皮膚發炎症狀的案例，不過我也發現椰子油並非對所有的症狀都有用，如果是嚴重發炎，光用椰子油是沒有辦法消除發炎，但對於輕微的症狀，椰子油的效果是很好的。

另一件值得說明的事是，當椰子油以內服的方式使用時，椰子油表現在皮膚上的療癒效果也會在身體內部發生。跟發炎相關的症狀（特別是在胃腸道上），例如結腸炎、潰瘍、肝炎與痔瘡，可能可以透過這個無害的油脂來治療，而它也可能對幫助解除身體其它部位的發炎產生效果，這在一些多發性硬化症、關節炎、狼瘡與會引發動脈硬化與心臟病的動脈發炎（淨脈炎）等案例的治療上看到過。

這類的發炎有一些是微生物感染所造成的，大部份的潰瘍是細菌感染所造成。病毒或細菌也會造成動脈發炎與心臟病，而肝炎通常也是肝臟病毒感染所形成，椰子油的抗菌效果能消除這些入侵的微生物，進而解除它們所引起的發炎與痛楚。

看來不論是內服或外敷，椰子油都能提供很多的健康益處，椰子油眞的是大自然的神奇食品，也難怪當初探訪太平洋群島的早期歐洲探險家，會對當地原住民的優異健康與體態感到如此印象深刻。

第7章

椰子油是食物也是藥物

The Coconut Oil

讓我帶你遠離文明，到位於巴西北部的叢林，請想像你自己是一位現代探險家，正冒險進入亞馬遜熱帶雨林，與討厭的蚊子搏鬥、賣力的在及膝的沼澤中前進。當你醒來後發現自己在七月的炙熱太陽下，像個冰塊般的直冒冷汗，不可控制的猛烈發燒，散佈全身的短暫冰冷感，身上的每一條肌肉都像是打了結一樣；沈重的負擔耗盡了你的體力，你無力的躺著，虛弱到幾乎無法移動，在沒有現代藥物或醫生可以幫助之下，你向當地的原住民求援。你的健康，甚至是你的生命，全都仰賴著部落巫醫的醫術，他的療法是一碗用椰子煮出來的粥，你每天被餵食這種椰子粥，在巫醫小心的照料之下，你的精力漸漸的恢復，而沒有多久你就痊癒到可以再繼續你的旅程。

這個故事並非是不可置信的，中南美洲的原住民把椰子同時看作爲食物與藥物，椰子幫助原住民在一個受到瘧疾、黃熱病等熱帶疾病侵擾的氣候地區維持健康。如果你前往非洲索馬利亞與衣索比亞海岸，當地的原住民會在你生病的時候給你棕櫚仁油——一種用來醫治幾乎所有疾病的療法。不論你是在加勒比海上的一個島嶼、太平洋上的一座珊瑚島或東南亞、南印度海岸，很有可能當地人用來治療你的方式中就含有椰子，只要有椰子樹生長的地方，當地的人就知道它同時爲食物與藥物的價值，這是爲什麼椰子樹被擁護爲生命之樹的原因。

椰子與椰子油被廣泛利用在許多傳統形式的醫學中，其中最知名的是印度的阿育吠陀醫學。在那裡椰子產品享有一個很重要的地位，而且是一些藥材配方中的重要成分。在阿育吠陀跟印度民俗醫學中都肯定椰子油的療癒功效，並用它來治療各式各樣的症狀，如燒傷、創傷、潰瘍、皮

椰子油的疾病預防與治療用途

研究與臨床觀察顯示，椰子油中含有與中鏈脂肪酸相同脂肪酸，可以協助預防與治療許多疾病。

椰子油可以幫助：
· 預防心臟病、高血壓、動脈硬化與中風
· 預防糖尿病，以及減輕與糖尿病相關的症狀與健康風險
· 促進強壯骨骼與牙齒的生長
· 預防骨質疏鬆
· 促進減去多餘體重
· 殺死會導致單核白血球增多症、流感、C型肝炎、痲疹、皰疹、愛滋病與其它疾病的病毒
· 減輕胰腺炎相關症狀
· 減輕與吸收不良症候群與囊腫纖維化相關問題的嚴重性
· 解除膽囊疾病的症狀
· 解除與克隆氏症、潰瘍性結腸炎和胃潰瘍相關症狀
· 解除痔瘡所引起的疼痛與不適
· 減輕慢性發炎
· 保護身體不受乳房癌、大腸癌與其它癌症的侵擾
· 預防牙周病與蛀牙
· 預防提早老化與退化性疾病
· 解除與慢性疲勞症候群相關的症狀
· 解除與良性攝護腺增殖（攝護腺肥大）相關症狀
· 減輕癲癇發作
· 保護身體不受腎臟疾病與膀胱感染的侵擾
· 預防肝臟疾病
· 保護身體不受阿茲海默症、帕金森氏症、自閉症與其它神經障礙的侵擾
· 殺死會導致肺炎、耳痛、喉嚨感染、蛀牙、食物中毒、尿道感染、腦膜炎、淋病與數十種其它疾病的細菌
· 殺死會導致念珠菌病、寄生性濕疹、癬、香港腳、鵝口瘡、尿布疹與其它感染的黴菌與酵母菌
· 驅逐或殺死絛蟲、蝨、梨形鞭毛蟲與其它寄生蟲
· 抵抗皮膚感染
· 減輕與牛皮癬、濕疹、皮膚炎相關的症狀
· 解除乾燥與脫皮
· 預防諸如皺紋、皮膚凹陷、老人斑等陽光紫外線所產生的損害
· 控制頭皮屑

膚黴菌、蝨、腎結石及霍亂痢疾。

現代醫藥科學一直到現在才開始解開椰子油的療癒秘密，研究顯示椰子油與藥物一樣，具有很多有效的用途。到目前爲止，你知道椰子油能協助對抗心臟病，椰子油中的中鏈脂肪酸具有強大的抗菌效果，能殺死非常多的感染性有機體，甚至是具有抗藥性的超級病菌，椰子油也被證實是一種容易消化與滋養嬰兒的超級食物，醫學研究與臨床實驗還在繼續發現更多這神奇油脂的其它功效。

消化與營養吸收不良

至少在五十年之前，研究人員就知道中鏈脂肪酸被吸收的方式與其它的油脂不同，這個差異在治療許多消化與新陳代謝健康相關的症狀上，有非常重要的應用，而且在當時中鏈脂肪酸就已經被醫院例行的使用在成人與嬰兒餵食配方之中。

中鏈脂肪酸較之長鏈脂肪酸，在消化健康上的優勢，來自我們的身體代謝這些脂肪上的差異。由於中鏈脂肪酸的分子結構較小，它們只需要較少的能量與酵素就能夠被分解與吸收，身體使用最少的氣力，就能快速的消化與吸收這些脂肪酸。

中鏈脂肪酸幾乎馬上被唾液與胃液的酵素所分解，甚至用不上胰腺的脂肪分解酵素，因此對胰腺與消化系統的負擔更少。這對受消化與代謝問題所苦的病患來說有很重要的意義，特別是消化器官發育不完全的早產與生病嬰兒，他們比較容易吸收中鏈脂肪酸，而其它種類的脂肪只會經過他們的消化系統而幾乎沒有被消化。受到如囊腫纖維化等消化不良問題所影響的人，或是對於消化、吸收脂肪與脂溶性維生素有困難的人來說，他們可以從中鏈脂肪酸獲得很大的助益。中鏈脂肪酸也對那些罹患糖尿病、肥胖、膽囊疾病、胰腺炎、克隆氏症、胰腺不足及某些癌症的人來說是重要的。

隨著年齡增長，我們的身體不像年輕時一樣運作得那麼好，胰腺不像從前可以產生那麼多酵素、我們的腸子也不吸收那麼多營養，整個消化與排除過程的效率降低，所導致的結果是，年老的人通常會有維生素與礦物質不足的情況出現。由於中鏈脂肪酸容易消化，而且會促進維生素與礦物質的吸收，年老的人應該要把中鏈脂肪酸加入他們的飲食之中，這並不難做到，只要以椰子油來準備飲食即可。

與其它的脂肪酸不同，中鏈脂肪酸是直接由腸子吸收進入門靜脈，然後直接送到肝臟，其中大部份會在肝臟燃燒成爲能量，就像碳水化合物一樣，從這個角度來說，中鏈脂肪酸比較像碳水化合物，而不是脂肪。

其它的脂肪需要胰腺酵素來把它們分解爲較小的分子，然後被吸收進入腸壁，包裹成脂肪（脂質）與蛋白質的合成物，稱爲脂蛋白。這些脂蛋白是由淋巴系統所運送，繞過肝臟，直接進入血液之中，循環到整個身體。當它們隨著血液在體內循環時，脂肪成分會被分送到身體的所有組織，脂蛋白會因此越來越小，一直到幾乎沒有任何脂肪爲止。只有在這個時候，它們才會被肝臟攔截、分解、轉換爲能量，或是在需要的時候，重新包裹成其它的脂蛋白，再送回血液中分配到整個身體。膽固醇、飽和脂肪、單元不飽和脂肪與多元不飽和脂肪都會以一樣的方式被包裹成脂蛋白，運送到全身。相反地，中鏈脂肪酸並不會在腸道中被包裹成脂蛋白，而是直接送去肝臟轉換爲能量，一般來說它們並不會被儲存成體脂肪，因中鏈脂肪酸是產生能量，而其它的食用脂肪卻是產生體脂肪。

細胞從葡萄糖與脂肪取得它們所需要的能量來完成新陳代謝作用。長鏈脂肪酸與葡萄糖，需要胰島素來把它們運送至細胞中，沒有了胰島素，長鏈脂肪酸與葡萄糖就無法進入細胞。這對患有像第二型糖尿病等胰島素抗拒症狀的人來說是很大的一個問題，如果細胞無法從葡萄糖或脂肪酸取得需要的能量，它們會被活活餓死。而中鏈脂肪酸相對的優點在於，它們不需要胰島素來幫忙運送進入細胞，就可以很容易的通過細胞壁。

在我們所有的細胞中存在的細胞器稱爲粒線體，細胞完成作用所需的能量則是由粒線體提供，粒線體是由二個膜狀的囊所包圍起來，而一般需要特別的酵素才能將養分運送至粒線體中。中鏈脂肪酸特 殊的地方在於，它們能夠在不需要酵素的幫助下，輕易的滲透進入粒線體的二道膜，以提供細胞一個快速且有效的能量來源；長鏈脂肪酸則需要特殊的酵素才能把它們拉進粒線體的二道膜，這個能量產生的過程較爲緩慢，而且需要消耗酵素存量。

這些優點讓椰子油成爲很多人的救星，特別是那些較爲年幼與年老的人，它被當作藥物使用在特別食物中，供消化失調與脂肪吸收困難的人食用；基於相同的理由，它也被使用在嬰兒配方與營養不良的治療上，由於它可以快速的被吸收，也能在不增加消化與酵素系統的負擔下，快速的提供養分，並能保留那些本來需要用來消化其它脂肪的能量。

新生兒的營養素

在所有自然界的食物當中，有一樣遠勝於其它食物——母乳。母乳是由大自然所設計出來，提供嬰兒在生命第一年時所需要的全部營養素，它含有最佳比例的維生素、礦物質、蛋白質與脂肪來提供最理想的成長與發展。毫無疑問地，母乳是大自然的奇蹟之一。餵食母乳的嬰兒不只從母乳中吸收了重要的營養素，也吸收了必要的抗體與其它物質，來保護他們之後不受其它孩童疾病的侵擾（如耳部感染等孩童疾病）。餵食母乳的嬰兒擁有較佳的牙齒與顎部形狀、比較不容易出現過敏、有較好的消化作用和較能夠抵抗感染性疾病，研究甚至表示餵食母乳的小孩會發展出較高的智商。在認知到大自然的優勢之下，科學家嘗試著設計出與母乳相近的嬰兒食品配方。

母乳的重要成分之一是中鏈脂肪酸，而其中的月桂酸有著極大的效益。月桂酸也是椰子油的主要飽和脂肪酸之一。母乳中的中鏈脂肪酸會促進營養素的吸收、協助消化作用、幫助維持血糖濃度，並保護嬰兒不受有害微生物的侵擾。這些具有抗菌、抗病毒、抗黴菌、抗寄生蟲特質的重要脂肪酸，支持著嬰兒尚未發展完全的免疫系統，事實上如果沒有這些特殊的飽和脂肪，嬰兒可能會活不久，他們會出現營養不良與非常容易受到無數感染性疾病侵擾的狀況。

動物與人體研究都顯示中鏈脂肪酸是母乳中重要的成分，可以提供後代合適的成長與發展。舉例來說，在餵食已經懷孕、分泌乳汁的母豬飼料中，分別添加長鏈脂肪酸（植物油）及中鏈脂肪酸（椰子油），在小豬的存活與成長率上會出現明顯的差別。母親是餵食中鏈脂肪酸飼料的小豬成長的較快、較健康，存活率為百分之六十八；相較之下，母親是餵食長鏈脂肪酸飼料的小豬，存活率只有百分之三十二，對於出生重量不足的小豬來說更是如此。

相同的情況也發生在人類身上，比方說以添加椰子油到四十六個極度重量不足嬰兒的餵食配方中，來檢視是否能夠加強他們的體重增加。添加椰子油的嬰兒體重增加的較快，他們體重的增加主要來自身體的成長，而非脂肪堆積，椰子油讓嬰兒們增加較多的重量且成長較為快速，因為他們的身體能夠輕易的消化椰子油。某種程度來說，植物油會經過他們的消化道而沒有被消化，因此嬰兒沒有攝取到合適發展所需要的養分。中鏈脂肪酸不只讓嬰兒吸收到必需的脂肪，還會促進脂溶性維生素、礦物質與蛋白質的吸收。

富含中鏈脂肪酸的乳汁對孩童的健康成長與發展是非常重要的。大部份的嬰兒食品配方中都含有中鏈脂肪酸。曾經有段時間，嬰兒食品製造商使用椰子油或棕櫚仁油在他們的配方中，雖然現在也還是有一些廠商這麼做，但大部份的廠商已經改為使用中鏈三酸甘油脂油品。中鏈三酸甘油脂油品是一種工業產物，含有百分之七十五的辛酸與百分之二十五的癸酸，只有一點點或完全沒有月桂酸——最重要的抗菌中鏈脂肪酸。月桂酸也是天然母乳中含量最多的中鏈脂肪酸，椰子油中的月桂酸與其它中鏈脂肪酸的比例，跟母乳中的月桂酸與其它中鏈脂肪酸的比例是類似的。廠商們放棄較貴的椰子油，而改用中鏈三酸甘油脂油品的原因是經濟上的考量，而非健康上的因素。請不要誤解，中鏈三酸甘油脂油品中的辛酸與癸酸也是很好的，只是沒有月桂酸那麼好，而且也不是大自然所設計。

就像嬰兒食品配方的脂肪酸含量與品質可以被改變一樣，人類母乳也是可以改變的。毫無疑問地，母乳是嬰兒食物的最佳選擇，但並不是所有的母乳都是一樣的。母乳的品質會受到母親的健康與飲食所影響，如果母親沒有攝取足夠量的營養素，身體會從她自己的組織中把這些營養素找出來，如果母親體內也缺乏這些重要的營養素，那她所分泌的乳汁也會缺少這些營養素；相同地，如果母親吃的食物中含有毒素（例如反式脂肪），那乳汁中也會含有毒素。聰明的飲食對懷孕與哺乳婦女，以及她們的嬰兒來說是非常重要的。

人類母乳有個特殊的脂肪酸組成結構，百分之四十五到五十的飽和脂肪、百分之三十五的單元不飽和脂肪與百分之十五到二十的多元不飽和脂肪。人類母乳中大部份的飽和脂肪都是中鏈脂肪酸的形式。令人難過的是，很多母親乳汁中的中鏈脂肪酸分泌的很少，而這對她們嬰兒的健康有強烈的影響。

如果母乳中的中鏈脂肪酸不足，嬰兒會因此變得營養不良，且容易受到感染而生病，人類母乳最主要的特質之一，就是當嬰兒的免疫系統發育尚未完全而無力保護自己時，母乳具有保護嬰兒不受傳染性疾病侵擾的能力。在充滿感染性病菌與寄生蟲的世界裡，母乳中用來保護嬰兒安全無虞生活的物質，就是母乳三酸甘油脂或脂肪分子中所含有的中鏈脂肪酸。有一些疾病即使是擁有健康免疫系統的成人都很難抵抗，如果餵食嬰兒的母乳中沒有適量的中鏈脂肪酸來保護他們，暴露在這類型的感染下是會導致嚴重疾病的。

母乳中含有依自然所設計的足量中鏈脂肪酸是重要的，只要攝取富含中鏈脂肪酸的食物，哺乳中的母親就能分泌富含這些促進健康營養素的母乳。雖然牛乳或其它乳製品中也含有少量的中鏈脂肪酸，但含有中鏈脂肪酸最多的食物就是熱帶油脂，主要也就是椰子油。

母乳中的這些抗菌脂肪酸的含量可能低到百分之三到四，但當哺乳中的母親食用椰子產品（碎椰肉、椰奶、椰子油等）後，母乳中的中鏈脂肪酸濃度就會明顯的增加。比如說單一餐食用四十公克（約三湯匙）的椰子油能在十四個小時後，短暫增加母乳中的月桂酸從百分之三點九到百分之九點六，辛酸與癸酸的含量也會增加。如果母親在哺乳中每天攝取椰子油，那她的中鏈脂肪酸含量甚至會更高。

母親應該要在嬰兒出生之前就開始準備。懷孕的婦女會儲存脂肪以備將來製造母乳之用，在嬰兒出生之後，儲存在母親身體內及母親所攝取食物中的脂肪酸，會被用來製造母乳。如果她持續攝取富含中鏈脂肪酸的食物，尤其是月桂酸與癸酸（兩個最重要的抗菌中鏈脂肪酸），母乳會提供嬰兒最大的益處，而母乳中也可含有多達百分之十八以月桂酸與癸酸形式存在的飽和脂肪。另一方面來說，如果母親沒有攝取含有中鏈脂肪酸的食物，也沒有在哺乳時攝取這類型的食物，她的乳腺只能夠分泌約百分之三的月桂酸及百分之一的癸酸。

中鏈脂肪酸是母乳中天然存在的重要營養素與守護者，它們能夠立即的殺死病毒，卻又能溫和的滋養未發育嬰兒的健康。隨著我們長大爲成人之後，我們的身體開始耗損，中鏈脂肪酸能協助滋養與保護我們不受感染性與退化性疾病所苦，看來椰子油能提供許多健康益處給那些非常幼小、非常年老與年紀在這中間的人。

克隆氏症

這個稱爲克隆氏症的腸道發炎疾病特徵是下痢、腹部疼痛、出血潰瘍、血便、貧血與體重流失。潰瘍可沿著消化道發生在任何地方，從口腔到直腸，潰瘍性結腸炎是一個類似疾病，會影響大腸——腸道的下面部位，有些時候這些慢性症狀會讓人變得虛弱，腸道吸收食物的能力會受阻而導致營養缺乏，患者也會發現某些食物會使症狀更嚴重，因而一直持續尋找可以容忍的食物。克隆氏症跟其它很多的慢性病一樣，目前並無有效的治療方式，藥物可以減輕症狀，但當情況太嚴重時，通常會建議手術移除受感染器官。

然而有趣的是，至少在一九八〇年代開始，研究人員就已經證實椰子油有益於消化問題患者，包括克隆氏症。椰子油的抗發炎與療癒作用，在緩和與治療克隆氏症的症狀（如消化道發炎及損傷上），明顯地扮演一定的角色，它的抗菌特質也透過殺死引起慢性發炎的微生物，而對腸道健康有所影響。

紐約州瓦爾哈拉市內勒唐納疾病預防研究院（Naylor Dana Institute for Disease Prevention）的孔恩博士（Dr. L.A. Cohen）注意到椰子油中的中鏈脂肪酸容易消化與吸收，因而說他們「已經找到可以用在臨床的方法，來提供高能量脂質給患有脂質消化（胰臟炎）、脂質吸收（克隆氏症）與脂質運送（乳糜微粒不足）失調的病患。」單純的食用以椰子或椰子油製作而成的食物，就能夠對像克隆氏症等的症狀有所幫助。食用以椰子薄片製成的餅乾，對已經患病三十年的克隆氏症患者傑拉德．布林克利（Gerald Brinkley）有相當的作用。「當我讀到吃椰子馬卡龍（法式小圓餅）能減輕症狀的時候」，布林克利說：「我就決定自已來試試看，也不知道是不是巧合，從我開始每天吃二個餅乾後，我的症狀就進步了。」

德瑞莎．格雷登博士（Teresa Graedon, Ph.D.），「大家的藥草與居家療法藥學指南」（The People's Pharmacy Guide to Herbal and Home Remedies）的共同作者說，在她爲了自己的書所做的研究中，她聽到了許多椰子油對克隆氏症有幫助的證詞，讓她相信椰子油是具有重要醫藥意義的居家療法，且強烈認爲這個區域需要更多的研究。我自己也聽過類似的故事，比方說一個在夏威夷有腸道問題的小孩，他嚴重到幾乎任何食物（包括牛奶），都會加重他的症狀。由於無法接受大部份的食物，這個小孩也日漸消瘦。一個夏威夷的原住民告訴小孩的母親，可用青椰子中的膠狀物來餵這個小孩，她聽了這個婦女的建議，然後在攝取以椰子膠狀物（未成熟的椰子肉）爲主的飲食後，小孩開始茁壯。在我們瞭解椰子油消化能力的相關科學後，這樣的飲食會對消化問題產生幫助是完全符合邏輯的。

儘管造成克隆氏症的原因尚未清楚，但很多醫生認爲它是細菌或病毒感染所造成的。舉例來說，胃潰瘍主要是由幽門螺旋桿菌所造成，這個細菌或其它類似的細菌說不定也會造成消化道其它地方的感染。許多研究顯示，痲疹與腮腺炎病毒可能與克隆氏症的生成有關。事實上腸道的持續性低度痲疹感染，在很多克隆氏症與潰瘍性結腸炎的病患身上是常見的。過去曾經得過痲疹或腮腺炎，然後現在患有發炎性腸道疾病，如克隆氏症或潰瘍性結腸炎的人，體內較有可能醞釀身體無法克服的低度腸道感染。由痲疹感染所直接導致或爲成因之一的證明是非常有說服力的。比如在一個研究中，有三十六位克隆氏症患者、二十二位潰瘍性直腸炎的患者與八十九位沒有大腸急燥症症狀的人（控制組）一同接受測試。三十六個克隆氏症患者中的二十八個人（78％）以及二十二個潰瘍性直腸炎患者中的十三個人（59％），身上經測試帶有痲疹病毒，相對於控制組的八十九個人中只有三個人（3.3％）有痲疹病毒。幽門螺旋桿菌與痲疹病毒都會被椰子油中的中鏈脂肪酸殺死，如果克隆氏症或潰瘍性直腸炎的症狀，也是由這些或類似的微生物所造成，那椰子油或許在治療這些狀況上有所幫助。

聽起來雖然奇怪，但食用馬卡龍來減輕克隆氏症的症狀其實是有一些科學根據的。對於那些患有克隆氏症、潰瘍性直腸炎、胃潰瘍或其它消化問題的人來說，你不一定要吃椰子餅乾來減輕症狀——只要是用椰子或椰奶製作出來的食物都可以。

骨質疏鬆

在嬰兒食品配方中添加中鏈脂肪酸的好處之一，是它們會幫助其它養分的吸收，已經發現當嬰兒被餵食含有椰子油的食物時，鈣、鎂與氨基酸的吸收會因而增加。椰子油被利用在有鈣、鎂不足的人身上，以加強吸收及留住鈣與鎂，這是醫院給早產與生病嬰兒含有中鏈脂肪酸飲食配方的其中一個原因。中鏈脂肪酸也被應用在治療有佝僂病的孩童，佝僂病是骨骼的脫礦作用與軟化，跟成年人的骨質疏鬆類似。

不論年齡大小，椰子油都會給你好處，食用脂肪在我們的骨骼形成上扮演著一定的角色。普度大學的研究員發現來自氧化植物油的自由基會干擾骨骼形成，而導致骨質疏鬆，它們也發現抗氧化物質如維生素E能保護骨骼不受自由基的侵擾；除此之外，它們發現飽和脂肪，像椰子油中所含的那種，也會像抗氧化物質般運作，保護骨骼不受破壞性自由基的騷擾。

新鮮的椰子與初榨椰子油含有類似脂肪的物質稱爲固醇，在結構上非常類似孕烯醇酮。孕烯醇酮是我們身體從固醇所製造出來的一種物質，用來產生去氫表雄脂酮（DHEA）與黃體素等的賀爾蒙，當女性的身體需要這些賀爾蒙時，孕烯醇酮被作爲啓始物質，用來製造這些賀爾蒙。根據約翰．李醫師（John Lee, M.D.）的說法，女性在年紀越來越大的時候通常會有骨質疏鬆問題的原因在於，她們的黃體素對雌激素的比例不平衡。來自肉類、牛奶與寄生蟲的環境雌激素會稀釋天然的黃體素，臨床操作上，李醫師使用黃體素來增加這個賀爾蒙在她們身體的存量，在這之前與之後的骨質密度檢測，顯示出骨質疏鬆狀況的明顯好轉，李醫師把他的發現概略的描述在他的著作「妳的醫生不會告訴妳的婦女更年期」（What Your Doctor May Not Tell You about Menopause）中。一般相信在女性身上被轉換爲黃體素的孕烯醇酮具有相同的造骨功能，如果這是眞的，那椰子油中類似孕烯醇酮的物質或許能夠協助維持賀爾蒙平衡與促進更健康的骨骼。

這很可能是那些以椰子爲主要飲食成分的族群，甚少受到骨質疏鬆困擾的原因。對於那些擔心年紀增長後會有骨質疏鬆問題的人，可藉由椰子油增加礦物質吸收、保護骨骼不受自由基攻擊與維持賀爾蒙平衡的作用，椰子油或許能幫助減緩這個退化過程。

膽囊疾病

任何一個膽囊移除的人都知道，攝取太多脂肪會導致疼痛與痙攣，這些人可以透過椰子油取代其它的油脂，而得到很大的收穫。

膽囊存在的目的在於儲存與調節膽汁的使用，膽汁在消化過程的作用通常都被忽略，但是卻是重要的。肝臟以一個相對固定的速率來分泌膽汁，當膽汁被分泌出來後，它會被排放到膽囊並收集在那裡，膽囊的作用就是用來儲存膽汁的容器。我們食物中的脂肪與油脂會刺激膽囊把膽汁送入腸子。適量的膽汁在消化脂肪上是必要的，因爲膽汁會乳化或分解脂肪成爲較小的顆粒，來自胰腺的消化酵素因而能分解較小顆粒的脂肪成爲脂肪酸，然後才能夠被吸收。沒有膽汁，脂肪消化酵素就無法完成消化工作，這會導致嚴重的營養缺乏與疾病。

當膽囊在手術移除後，脂肪消化會受到極大的阻礙，沒有了膽囊後，肝臟不斷分泌的膽汁會慢慢的排放到小腸中，由肝臟慢慢流向小腸的膽汁，因數量不足而無法正常運作，這會導致脂溶性維生素的吸收不良與消化問題。腸子中必須有膽汁才能正常的吸收脂溶性維生素（維生素A、D、E、K、及ß胡蘿蔔素），這些維生素攝取不足的後果可能不會馬上被注意到，但時間一久各式各樣的狀況就會自然出現。

中鏈脂肪酸的代謝不需要膽汁或胰腺酵素，所以對於膽囊已經移除，或脂肪消化有問題的人來說，使用椰子油是有很大的益處。

慢性疲勞症候群

對於慢性疲勞症候群（CFS）來說，椰子油可能是目前所能獲得的最佳解決方案之一。慢性疲勞症候群曾經被視爲是虛構的病痛，但現在已經被認爲是一個眞實的疾病。儘管它的成因仍是個謎，但它已經是一個越來越受關注的問題，據估計約有三百萬名美國人及全世界約九千萬人受其影響。

這個疾病的主要特徵是突然發生的極度疲倦，通常跟隨在感染性疾病之後，症狀有下面任何一種：肌肉無力、頭痛、記憶喪失、精神錯亂、再發性感染、低度發燒、淋巴腺腫脹、適量肢體活動後的極度疲憊、焦慮發作、暈眩、起疹子、過敏及自體免疫反應。症狀持續超過六個月或更久是罹患慢性疲勞症候群的強力徵兆。

症狀的程度與嚴重性通常會起伏不定，患者可能短暫「復原」且能正常運作一陣子，沒多久就又復發，很多人受其影響卻不自知，以爲他們的症狀是因爲年齡、壓力或季節性疾病所造成，然後沒有去解決這個問題。

這個疾病的正確成因還是未知，而且沒有任何標準的醫學測試可以診斷它，也尚未發現任何具體的療法。目前一般認爲，慢性疲勞症候群並沒有一個單獨的成因，而是很多因素所一起造成的。有一些人認爲它是由於複數的慢性感染，所產生的免疫系統削弱，以及身體能量耗盡所造成的結果；營養不良、壓力過大、食物與環境毒素及慢性感染全部加在一起，而降低免疫作用與消耗能量，很多人相信免疫系統削弱是這個問題的主要成因。

加州聖塔摩尼卡市的莫瑞・蘇瑟醫師（Dr. Murry Susser, M.D.）說：「慢性疲勞症候群會像一般感冒與流感等，從造成呼吸系統的病毒感染開始。大約有二千三百種病毒造成感冒或流感，如果其中任何一種的攻擊，而身體卻無法解決它，你就會產生慢性感染。這就跟慢性疲勞的行爲模式一樣：一個好不了的流感，我有時候稱它爲「永久性流感」（the flu that became always）。」

任何數量的病毒、細菌、黴菌或寄生蟲都會促成慢性疲勞，最有可能的原因是皰疹病毒、E-B病毒、念珠菌與梨形鞭毛蟲。某一些感染，尤其是像皰疹等的病毒，可以持續存在一輩子，比方說皰疹會導致面皰疹與性器官損傷，皰疹引起的水泡會短暫消失，但是當身體免疫系統效率降低的時候又會隨時復發，尤其是由壓力所引起的免疫力降低。

E-B病毒是皰疹病毒的一種，會導致單核白血球增多症，它通常被稱爲接吻病，因爲那是它傳染的方式之一。只要進入到人體中，它會開始攻擊白血球，需要四到六週的休息才能痊癒，身體需要這些時間來讓免疫系統克服這個病毒，在這之後的二到三個月中，病人常常會感到憂鬱、缺乏精力且整天嗜睡，這個狀況很可能會慢性持續，進而引起慢性疲勞症候群。

感冒與流感病毒會導致慢性感染，進而可能促成慢性疲勞，通常受病毒感染的人會以抗生素來治療，但是沒有任何抗生素能殺死病毒。當我們染上感冒、流感或其它病毒感染時，我們唯一能做的事就是放輕鬆，然後讓我們的免疫系統來處理，醫生通常會給受病毒感染的人抗生素，那是因爲他們也沒有其它的辦法可以做；這個時候，抗生素就跟安慰劑是沒有什麼兩樣的——只是讓病人覺得他有做什麼事來讓自己康復罷了，這是多年來醫生處理病毒感染的標準程序，除了浪費病人的金錢及讓他們服用無效的藥物之外，眞正的問題在於抗生素還可能造成某些傷害。使用抗生素的其中一個副作用就是導致念珠菌症，抗生素會殺死腸道中的益菌，而這些益菌會跟像念珠菌等的酵母菌爭奪空間，讓酵母菌的數量維持在少數而無害；如果這些益菌因爲使用抗生素而被殺光，酵母菌就會無限制的繁殖，造成系統性的念珠菌感染，念珠菌會變得慢性，造成免疫系統的負擔、身體能量的消耗及導致長期的疲勞與不健康感。

如同我們在第四章所提及，梨形鞭毛蟲感染所造成的症狀通常會被診斷爲慢性疲勞症候群。

「我從來沒有想過我會有慢性疲勞症候群，我健康、我吃我認爲是好的飲食—低脂、大量的水果、蔬菜以及全穀。但我注意到當我到了四十多歲時，我的精力就開始急速下降，即使是一般的花園勞動都變成是苦差事，只不過幾個小時，我就虛脱耗盡體力了，需要二天的時間我才能夠復原。即使我是坐辦公室的人，每天到了晚上八點我就已經精疲力盡，也發現我越來越早上床睡覺，生活整個慢了下來，且沒有了過去的精力，我以爲我所經歷的就是老化的結果，也沒有去理會它。」

「但是我開始覺得奇怪，我看到其它比我更老的人，從事比我多的身體活動以及擁有更多的精力，我開始懷疑我大概有什麼毛病，而開始尋找能促進健康的方法。我認識到椰子油，並開始以它來取代其它的油，我這麼做並不是爲了要治療任何疾病，而是單純的想要促進我的整體健康，等我注意到我過去的精力又回來的時候，已經是好幾個月之後的事了。我不會再晚上八點的時候去睡覺，我可以待到晚上十一點都沒有什麼問題，我的睡眠減少，但是我的精力卻增加了。我的情況是慢慢逐步改善的，我一直到好幾個月後才注意到我的改變，我是到最後才理解到，我的情況改善或許跟椰子油有關係，從我開始使用椰子油，我就不曾像以前一樣在白天感到昏睡，我有更多的能量以及能夠完成更多的事情，我覺得我眞的很好。」

—— 布萊恩・M（Brian M.）

低度細菌感染也可能會耗盡身體的能量，導致慢性疲勞，低度感染幾乎是不可能有辦法能夠診斷正確。如果病毒是成因之一，那就完全沒有辦法了，因爲沒有藥可以醫治病毒性疾病，而錯誤藥可能會讓事情更糟，因此拿抗生素或其它藥物來實驗並不是一個好的解決之道。

那解決的方法是什麼呢？對付慢性疲勞症候群，椰子油或許是一個重要的解答。椰子油中的脂肪酸能殺死皰疹、E-B病毒、念珠菌、梨形鞭毛蟲及其它各種的感染性有機體，而這些任何一種有機體都可能會促成慢性疲勞症候群。有一些醫生認為問題並不在哪一種特定的病菌或有機體，而是任何致病成因的組合或情況，在壓抑免疫系統之後，都可能導致慢性疲勞症候群。根據他們的說法，克服慢性疲勞症候群的關鍵在於加強免疫系統，而椰子油可能就是那個答案。藉由從體內去除有害微生物的方式，椰子油也會支持免疫系統，進而解除身體的壓力。少了有害的有機體，免疫系統能夠運作的更好。

椰子油也會提供一個快速的能量來源與刺激新陳代謝，這個能量的增進不只讓精神更好，也會促進較快的痊癒速度，身體的新陳代謝越高，免疫系統的效率就越好，身體也就能更快的治療與修復自己。它就像木匠般修復你的房屋，如果他又累又慢，那他要很久才能把工作做完，但如果他是精力旺盛又渴望完成工作，那他只要一下下就可以把事情做完。當新陳代謝是處於較高的運作時，我們的細胞就像是精力旺盛的木匠，渴望把修復完成，而受壓抑的新陳代謝則會讓細胞的工作變慢，導致治療與修復程序也跟著變慢。

愛滋病預防與治療

在超過二十年的研究之後，愛滋病的傳染仍然是越來越旺盛，所研發出來的藥物雖能幫助減緩這個疾病的進展，但就像其它病毒的狀況一樣，並沒有痊癒的方法。不過仍是有希望的，中鏈脂肪酸最讓人感到興趣與最積極的研究區塊之一，就是感染ＨＩＶ病毒的治療，ＨＩＶ跟很多其它的微生物一樣，有一層不耐中鏈脂肪酸的脂質細胞膜。

研究人員在一九八〇年代就發現中鏈脂肪酸，尤其是月桂酸與癸酸，在實驗室環境中能有效率的殺死ＨＩＶ病毒，這爲治療ＨＩＶ感染／愛滋病開啓了一扇門，它比目前所使用的抗病毒藥物更爲安全。

以抗病毒藥物治療ＨＩＶ感染的問題之一，是伴隨而來令人討厭的副作用，包括肌肉破壞、噁心、嘔吐、食慾缺乏、骨髓抑制、潰瘍、出血、皮膚疹、貧血、疲勞與心智功能的改變。另外一個問提是愛滋病毒會對藥物產生抗藥性，通常會使藥物完全沒有作用，病毒對特定藥物的抗藥性也因人而異。爲了對抗這些有抗藥性的超級病毒，醫生採取了一個碰運氣的方法，把一些有效的抗愛滋藥物全混在一起成一杯藥物雞尾酒，所使用的藥物越多，產生讓人討厭的副作用的風險就越高。

治療ＨＩＶ感染的制式藥物，是以攻擊病毒的基因物質來殺死病毒，跟它們不一樣的是，中鏈脂肪酸只是單純的把病毒解體。愛滋病毒的脂質細胞膜跟其它的脂肪酸很類似，中鏈脂肪酸會被病毒所吸收，弱化病毒的細胞膜直到它分解開來，進而導致病毒死亡。對於這樣子的一個機制，病毒不太可能發展出免疫能力，所以中鏈脂肪酸可以攻擊、殺死任何種類的ＨＩＶ病毒，即使是有抗藥性的超級病毒。

在過去幾年，很多感染ＨＩＶ的人，在食用椰子或飲用椰奶之後，都說他們的病毒載量（血液中的病毒數量）減少，且整體健康提升，有一些人甚至說在食用椰子只有幾個星期後，他們的病毒載量就降到檢測不出來的數量。

第一個針對椰子油治療ＨＩＶ感染有效性的臨床研究，是由菲律賓大學藥理學名譽教授與菲律賓國家科學技術學院前任總裁，孔拉多・戴瑞特教授（Cornrado Dayrit, M.D.）所提出。在這個研究中，一共十四位愛滋病患者，年齡從二十二到三十八歲、分為三個組別，沒有任何一位患者在研究期間接受其它的抗ＨＩＶ治療。研究中所測試的療法是比較單月桂酸甘油脂（椰子油中月桂酸的單酸甘油脂）與純椰子油。第一個小組（四名患者）每天給予二十二公克的單月桂酸甘油脂；第二個小組（五名患者）每天給予七點二公克的單月桂酸甘油脂；而第三個小組（五名患者）則是每天給予三個半湯匙的椰子油，給予第三小組的椰子油中，含有與第一小組的單月桂酸甘油脂約略等量的月桂酸。在三個月的治療後，有七位病患的病毒載量減少。第六個月研究結束的時後，十四名患者中有九名的病毒載量減少（第一組有二個、第二組有四個、第三組有三個），有十一名患者的體重增加，且看似在進步中。這個研究確認了實驗室結果與傳聞報導，也證實椰子油具有抗ＨＩＶ效果，而且提供具體的臨床證據顯示單月桂酸甘油脂與椰子油在對抗ＨＩＶ上都是有效的。更多的研究正在進行中，以便更深入探討單月桂酸甘油脂與椰子油在治療ＨＩＶ感染／愛滋病上的應用。

不幸的是，對於椰子油與它所衍生的脂肪酸來說，隨手可得的便利性與低成本，反倒成為它們在治療愛滋病與其它病毒疾病等，與相關研究進度緩慢的主要原因。對製藥公司來說，研究一個天然、隨手可得、無法受到專利保護進而換取超高價格的物質，無法獲得金錢上的激勵。目前一個人花費在控制HIV標準藥物上的成本能超過一年美金一萬五千元，如果所有數百萬受到這個病毒感染的人都要花費這個金額，可想而知製藥公司能賺取多龐大的金錢。因此它們不願意支持一個會讓這些利益消失的治療研究，就一點也不奇怪了。

有HIV感染的人通常會有營養不良與再感染的現象，抵抗感染性疾病的能力隨著病情的發展而降低。伺機而動的微生物，如細胞巨大病毒、念珠菌、隱孢子蟲等，會快速的生根，最後身體受到感染的破壞而無法再存活。椰子油中的脂肪酸不只有降低HIV病毒載量的可能，而且也能殺死其它有害的有機體，再加上月桂酸與其它中鏈脂肪酸能夠促進消化及提高精力，因此椰子油可維持更好的整體健康。

目前的研究顯示感染HIV的人，在病毒載量較高的時候，會快速地演變成愛滋病；如果病毒載量降低到無法檢測的程度，則會大幅降低發病的機率，也會降低其它人受到感染的機會。最近一個由約翰霍普金斯大學研究員所做的研究顯示，一個受感染者身上的病毒數會決定病毒再傳染給其它人的機率，這個研究發現一個擁有二十萬病毒複製數(每毫升血液中的病毒數)的受感染者，把HIV病毒傳染給其它人的機率，比一個只有二千病毒複製數的受感染者，多二點五倍，研究員也發現病毒複製數少於一千五百的受感染者完全不會再傳染給其它人。

目前有一些研究人員建議，HIV感染者每天攝取等同於二十四到二十八公克的月桂酸，來大幅降低它們的病毒載量，這大概等於三個半湯匙（五十公克）的椰子油。雖然我們還不知道月桂酸是否有一天會成爲能治癒愛滋病的方法，但它已經被證明能夠降低受感染者身上的HIV載量，讓他們可以過更久的正常生活，以及大幅度的降低他們再傳染給其它人的風險。當一個人的飲食中有足夠的月桂酸，而這個人接觸ＨＩＶ的機會不多時，月桂酸或許也能展開保護作用與第一時間的預防感染。

癌症

如果你是一位女性，你得到乳癌的機率是八分之一；如果你是一位男性，你得到攝護腺癌的機率是九分之一，每三個目前活在美國的人中就有一個人在一生中會得到某種癌症。癌症是僅次於心臟病的主要致死原因，跟心臟病一樣沒有確定的治癒方式，治療本身常常跟疾病是一樣的壞，最好的防禦措施是預防，且大部份的癌症是可以被預防的。

每一個人的身體中都有癌細胞，但也沒有每個人都發展出癌症而死亡，原因是我們的免疫系統會在這些叛徒變得不可控制之前摧毀它們，只要免疫系統按照它原先設計的去運作，我們就不需要擔心癌症。你可以做很多事情，來增進免疫系統的效率與幫助預防癌症，例如健康的飲食、規律運動、降低壓力、適當的休息等；你也應該避免從事那些會促進癌症發生的事，比如說抽菸與攝取被高溫所破壞的植物油。我們在第二章談過，加工植物油會壓抑免疫系統，以及生成會致癌的自由基，而另一件可以讓你加強免疫系統的事，就是規律的食用椰子油，尤其是以椰子油取代其它的食用油，可以大幅的降低你罹患癌症的風險。

我們一直不斷地被討厭的病菌所包圍著，其中很多會找到進入體內的入口，我們免疫系統中的白血球持續地在跟入侵的微生物對抗，以及清除死去或成癌的細胞。當我們過度暴露在病菌之下，或免疫系統處於壓力之下時，白血球就會工作過度，它就無法有效率的清除癌細胞，當這個情況發生時，癌細胞就會開始成長且無限制的散佈。

椰子油能增強免疫系統的效率，中鏈脂肪酸會加強骨髓中的白血球生成，所以會有更多能與疾病對抗的白血球在我們體內，來抵抗感染與抑制癌細胞，再加上中鏈脂肪酸的抗菌作用，協助身體消滅病菌，進而減輕免疫系統的壓力。中鏈脂肪酸會取代白血球的工作殺死許多入侵的微生物，而由於體內存在的病菌變少了，白血球就有多餘的時間、精力用在找出癌細胞並摧毀它們上面。在這個模式中，椰子油藉由幫助身體對抗病菌，讓白血球專注在清理毒素與癌細胞，所以椰子油對抗癌症的主要益處，在於減輕免疫系統的負擔，進而讓白血球運作的更有效率，才不會讓癌細胞有機會作亂。

椰子油不只能增強免疫功能，而在對抗某些癌症上似乎也有著積極的角色。斯里蘭卡醫學研究學院血清學部主任，羅伯．維克馬興博士（Dr. Robert L. Wickremasinghe）的研究報告指出椰子油具有強大的抗癌效果，研究顯示在動物實驗上，椰子油能夠抑制會導致大腸、乳腺（乳房）、皮膚與其它癌症的致癌物活動（Reddy，一九九二；Cohen and Thompson，一九八七）。當調查員嘗試用化學方式在受驗動物身上誘發癌症時，他們發現在動物的食物中添加椰子油會阻礙癌症發展；其它如大豆油、玉米油、菜籽油與橄欖油等並不會有這種效果，事實上研究人員發現大部份的植物油會促進癌症生成，因爲這些油容易氧化而生成會致癌的自由基（Hopkins，一九八一）。中鏈脂肪酸具有類似抗氧化效果，能夠防止自由基反應，以及似乎能協助防止多種癌症，如果你很擔心癌症，可以試著用椰子油來取代你現在烹調所使用的油。

糖尿病

糖尿病是現代社會所產生的許多災難中的一種，糖尿病的發生率在過去的一個世紀，已經成長到成爲全美國第六大致命疾病。糖尿病除了有可能致命之外，還會導致腎臟病、心臟病、高血壓、中風、白內障、神經損傷、聽力喪失及眼盲，據估計全美國大約有百分之四十五的人口有罹患糖尿病的風險。

糖尿病主要是因爲血糖或葡萄糖的新陳代謝產生缺陷所導致。人體的每一個細胞都需要持續不斷的葡萄糖供給，來爲細胞新陳代謝提供能量，人體的細胞利用葡萄糖來完成諸如細胞成長、修復等程序。每當我們進食一次，消化系統就會將大部分的食物轉化成葡萄糖，進而釋放到血液中，而由胰腺所分泌的胰島素負責解開細胞膜上的鎖，讓葡萄糖得以進入細胞中，胰島素是讓葡萄糖得以進入細胞提供必要的能量、且唯一的荷爾蒙。你的血液中可能充滿了葡萄糖，但如果你身上的胰島素不足，這些葡萄糖就完全無法進入身體細胞來提供能量；如果細胞無法獲得持續、適量的葡萄糖供給，就跟糖尿病患者的狀況一樣，人體的細胞基本上是會被活活的餓死，而當細胞因爲缺乏能量死亡後，人體的組織跟器官就會開始衰退，這是糖尿病帶來一連串複雜症狀的主要原因。

糖尿病主要有二種型式：第一型及第二型。第一型糖尿病，也稱爲胰島素依賴型糖尿病，或青少年糖尿病，通常是發生在孩童時期的胰腺功能喪失，導致胰島素分泌不足。第二型糖尿病，因爲主要發生在有些年紀的成年人身上，通常被稱作非胰島素依賴型糖尿病或成人糖尿病。在第二型糖尿病中，胰腺或許尙能分泌正常數量的胰島素，但體內細胞卻無法對其產生反應或抗拒對其產生作用，因此需要更大量的胰島素來讓葡萄糖得以進入細胞提供能量，這稱作胰島素抗性。

在第一型糖尿病中，胰腺無法分泌足夠的胰島素來供給適量的葡萄糖給全身的細胞。治療方式爲一日一次或數次的胰島素注射，配合嚴格的低糖飲食。約略有百分之九十的糖尿病患者罹患的是第二型糖尿病，其中百分之八十五是過度肥胖，因此飲食內容在患病初期與控制上扮演了關鍵的角色，我們選擇的食物，不是加速糖尿病的產生，就是保護我們免於糖尿病的困擾。

在太平洋島嶼上，對於以傳統食物爲主的人來說，糖尿病是未曾聽聞的。但當這些人拋棄他們的本地食物，改爲西方飲食內容時，糖尿病的發生率就開始上升了。發生在南太平洋諾魯共和國上的就是個有趣的案例，數個世紀以來，完全沒有糖尿病困擾的島民們，賴以爲生的食物主要是香蕉、蕃薯、椰子。然而島上所開採出來的磷酸鹽，除了爲島民們帶來了財富之外，也改變了他們的生活習慣，島民們從此以精製麵粉、糖、加工植物油取代他們幾百年來做爲主食的椰子與蕃薯。這樣的結果所帶來的是一種前所未見的疾病——糖尿病。根據世界衛生組織的統計，年齡在三十到六十四歲的都市化諾魯人口中，有將近一半罹患有糖尿病。

醫生們鼓勵他們的糖尿病病患採取低糖、低脂肪的飲食，減少脂肪與糖類的攝取最主要的目的是要降低體重，因爲體重過重是罹患糖尿病的主要關鍵，因此減重便成了一個優先選項。採取低脂肪飲食的另一個目的是降低心臟病發生的風險，因爲糖尿病通常會導致心臟病的發生。此外把脂肪攝取降到最低，很可能的最佳原因是某些脂肪——尤其是氧化後的脂肪，不只可能會誘發糖尿病，還可能直接導致糖尿病的發生。

研究人員發現，過度食用精製植物油會導致糖尿病的發生。遠在一九二零年代，史威尼博士（Dr. S. Sweeney）就能夠在他醫學院學生身上，以四十八小時的高量植物油飲食，實驗出可逆轉的糖尿病症狀。在此之前，這些學生沒有人曾有過糖尿病。更具體地說，研究人員已經能夠以餵食高量不飽和脂肪食物讓實驗動物發展出糖尿病（Parekh，一九九八），而簡單的限制脂肪攝取就能夠讓這些實驗動物逆轉第二型糖尿病的症狀。同樣的人體臨床實驗亦證實低脂肪飲食能讓糖尿病好轉。

目前針對糖尿病的醫療建議是限制所有種類脂肪的攝取。單元不飽和脂肪如橄欖油等，由於似乎不會對糖尿病有負面的影響，因此是可以允許適量的；不過由於包含橄欖油在內的所有脂肪都屬高卡路里食物，脂肪的攝取是被限制的。飽和脂肪被禁止主要是人們相信飽和脂肪會增加罹患心臟病的風險，而最大的兇手，似乎應是多元不飽和油脂。研究顯示當飲食中的多元不飽和脂肪被吸附到細胞結構時，細胞結合胰島素的能力會因此變弱，而降低細胞獲取葡萄糖的功能。換句話說，在細胞膜上開啓葡萄糖進入細胞大門的「鎖」，會因爲飲食中過多的多元不飽和油脂而失去功能，胰島素因而無法將鎖打開。多元不飽和油脂是非常容易氧化與受自由基攻擊而損壞，所有種類的脂肪，包含多元不飽和油脂，是被用來做爲細胞膜的基石，而在細胞膜中的氧化多元不飽和脂肪，會對細胞運作帶來多種負面的影響，包含限制細胞允許荷爾蒙、葡萄糖與其它物質進出細胞的能力。因此含有高量精製多元不飽和植物油的飲食，會促使糖尿病的發生；而相對低的這類油脂的飲食，會緩和糖尿病的相關症狀。

有一種脂肪是糖尿病患者可以安心食用的，那個脂肪就是椰子油，不只它不會導致糖尿病，它還能幫助調節血糖，進而減少這個疾病的影響。中鏈脂肪酸能夠供給細胞所需要的能量，而不會對血糖或胰島素濃度有負面的影響。由於椰子油能幫助調節新陳代謝（見第五章），它也會幫助身體燃燒更多的卡路里，進而促進減重與協助調節糖尿病。

如同本章之前所述，椰子油對胰腺所製造的酵素需求較少。用餐時間是胰腺製造最多胰島素的時候，椰子油的這個特色會減少胰腺在用餐時間的壓力，而讓胰腺更能有效率的運作。椰子油也能提供能量給細胞，因爲它不需要藉由酵素或胰島素也能容易被吸收，已經發現椰子油能促進胰島素分泌與利用，而跟其它的油脂相比，飲食中的椰子油會加強胰島素作用與增進其黏著親和力。印度醫學學會期刊（The Journal of the Indian Medical Association）報導，在人們放棄如椰子油的傳統油脂，改用被推廣爲「對心臟友善」的多元不飽和植物油之後，印度的第二型糖尿病患者便增加，作者評論了多元不飽和油脂與糖尿病的關聯性，然後建議以增加椰子油的攝取來避免糖尿病。

肝臟疾病

肝臟是人體最重要的器官之一，它解毒、建造蛋白質與脂肪、分泌賀爾蒙、儲存維生素與礦物質、製造消化所需的膽汁，以及執行許多其它重要的工作來維持合適的健康。當肝臟生病的時候，任何威脅健康的症狀都有可能發生，我們最常聽到的二種肝臟疾病是肝炎與肝硬化，兩者都能夠致命。一些不同的情況會導致肝炎，其中有酒精、藥物、病毒與細菌。病毒感染所導致的肝炎有三個種類，分別稱爲A、B、C型肝炎。對肝臟最具毀滅性的兩個敵人是病毒和自由基——而兩者都可以藉由規律的椰子油攝取來避免。

A型肝炎病毒是存在糞便之中，會經由不好的環境衛生與不良的衛生習慣而傳染。據估計在美國至少有百分之四十的年輕人曾經接觸過A型肝炎病毒，在世界某些衛生差的地方，幾乎所有的人都曾接觸過A型肝炎病毒。B型與C型肝炎則較常因爲性接觸或吸毒者共用針頭而傳染，它們比A型肝炎較不普遍。在非洲與亞洲的某些地方，高達百分之二十的人口有B型肝炎感染，在美國則是約百分之一。C型肝炎是三者中最嚴重的，且通常會導致肝硬化。

慢性肝炎、酒精或藥物濫用或感染會演變爲硬化，肝硬化是一種退化性狀況，特徵爲大量的組織破壞與結疤。嗜酒與肝炎病人所經歷的肝臟損壞主要是由自由基的破壞性作用而造成，自由基所造成的破壞嚴重的影響肝臟的運作能力，如果沒有醫治會導致器官衰竭與死亡。

研究人員發現椰子油對肝臟的健康有著極佳的益處，中鏈脂肪酸會立即從消化道送到肝臟，並能對肝臟有多重幫助，而肝炎的病毒會被中鏈脂肪酸所消滅，進而幫助免疫系統對抗危險的感染。

中鏈脂肪酸不會產生自由基，而且事實上會防止自由基在肝臟中生成。由河野（H. Kono）與其他人所做的研究顯示，中鏈脂肪酸能藉由抑制自由基生成與降低脂肪的增加，來防止酒精誘發的肝臟損害。許多其它的研究也顯示，脂肪酸如同那些在椰子油與棕櫚仁油中所發現的，能保護肝臟不受酒精誘發的自由基損害與組織死亡，顯示使用這些油脂不只能夠避免損害，甚至還可以讓死去的組織重生。南濟博士（Dr. A. Nanji）與其他研究員則建議以含有中鏈脂肪酸的油脂作爲酒精肝疾病的飲食治療。

脂肪肝是過多的脂肪累積在肝臟，而高脂肪飲食長久以來被認爲與脂肪肝有關。多元不飽和與氫化植物油是主要的罪魁禍首，飲食中的脂肪種類不是會促成脂肪肝，就是會防止脂肪肝的產生。許多研究都顯示椰子油不會造成脂肪肝，而且還會防止脂肪肝的產生。印第安納州埃文斯維爾市米德強生研究中心（Mead Johnson Research Center）營養研究部門的理查·鐸爾博士（Richard Theuer, Ph.D.）與同事所做的研究顯示，中鏈脂肪酸在逆轉脂肪肝的治療上可以是一個有效的方法。然而一些對椰子油的批評指出，有少部分研究顯示椰子油可能會造成肝臟的脂肪累積。爲什麼會有這個差異呢？雖然這些研究都是在談論「椰子油」，但如果你仔細研讀這些研究報告，你會發現他們不是使用一般的椰子油——而是你會去商店購買或從新鮮椰子上取得的那種。在每一個脂肪肝形成的案例中，研究調查人員所使用的都是氫化椰子油，所有的氫化植物油，不論來源是什麼，都會造成脂肪肝。所以氫化椰子油會造成同樣的結果就沒有什麼好意外了，脂肪累積是氫化過程所產生的有毒反式脂肪的結果，這是另一個爲什麼你應該要避免食用任何的氫化植物油的原因。因此，要養成閱讀產品成分標籤的習慣。

泌尿道問題

泌尿道是由腎臟、膀胱、輸尿管（連接腎臟與膀胱的管道）與尿道（排空膀胱的管道）所組成。泌尿道負責執行多項維持健康的重要功能。泌尿道中最勞苦功高的就是腎臟，我們的腎臟負責調節身體體液的量、成分與酸鹼值。腎臟以過濾系統的方式運作，每小時處理約十五加侖（約六十八公升）的血液，多餘的水分與其它廢棄物質被過濾出來形成尿液，尿液會慢慢的累積在膀胱中直到膀胱被排空爲止。

腎臟病指的是腎臟無法有效的過濾血液，並無法排放出過濾後的廢棄物質。這會導致高血壓、酸鹼值與電解質不平衡、毒性廢棄物質的累積，毒性廢棄物質的累積會嚴重的影響血液的化學性質，最終導致腎臟衰竭與死亡。腎臟病可分爲急性或慢性，急性腎臟病是一種腎臟功能正快速地持續喪失；慢性腎臟病則是經過數年時間的緩慢發展之後，才會嚴重到產生明顯的症狀，兩者都會導致腎臟衰竭。糖尿病與高血壓是造成腎臟病的二個主要原因，另外一個原因是無法控制的膀胱感染，其會向上感染到輸尿管與攻擊腎臟。一些常見藥物的過度使用，如阿斯匹靈、伊布洛芬（異丁苯丙酸，如Motrin、Advil等知名止痛鎮熱藥）、乙醯氨基酚（如普拿疼、Tylenol等知名止痛鎮熱藥）都會導致慢性腎臟損傷。

腎臟疾病常見的二個特徵是發炎與氧化壓力（過多的自由基活動），兩者都會造成嚴重的損害而妨礙腎臟運作。任何可以抑制失控發炎與減輕氧化壓力的東西，都有幫助對抗腎臟疾病的潛力。椰子油符合這個定義，已知椰子油同時具有抗發炎與抗氧化作用（Intahphuak，二〇一〇），研究結果強烈的顯示，椰子油或許能夠提供腎臟相當的保護且不受疾病侵擾。

爲找出在急性腎臟衰竭時，最能夠提供身體營養的營養素，研究人員以老鼠爲例，比較含有長鏈三酸甘油脂與中鏈三酸甘油脂的兩種油脂。老鼠首先產生急性腎臟衰竭，而腎臟衰竭的老鼠無法過濾長鏈三酸甘油脂，並將之從系統中移除。而另一方面，儘管腎臟已經嚴重損壞，但老鼠卻能輕易的過濾中鏈三酸甘油脂。事實上正常老鼠與腎臟衰竭老鼠的中鏈三酸甘油脂移除速率，在統計上並沒有明顯的差異。這個研究證明中鏈三酸甘油脂對於腎臟所施加的壓力相對少很多，因此是急性腎臟衰竭時較好攝取的食用脂肪來源。

中鏈三酸甘油脂不只能夠減輕受損腎臟的負擔，還有可能能保護腎臟不受傷害。在另外一個研究中，調查員在老鼠身上誘發腎臟衰竭，接著以含有椰子油的飲食來餵食老鼠，結果產生了明顯的保護作用，椰子油減輕了老鼠腎臟的損害，並增加了老鼠的存活時間（Monserrat，一九九五）。

椰子油所含中鏈脂肪酸的抗菌特質也可能幫助防止，甚至治療泌尿道感染。曾有一個來我的診所就診的婦女，在當天早上發覺自己有膀胱感染的情況，我告訴她椰子油的好處，而她馬上就開始喝椰子油，在沒有其它的治療之下，感染在二天內就完全消失。從那次經驗之後，我就開始建議有膀胱感染的人食用椰子油，而且都有不錯的成效。

攝護腺肥大（Prostate Enlargement）

（攝護腺又稱前列腺）如果你是男性，那在你一生中有攝護腺肥大的機率應該不小。攝護腺最常見的問題是良性攝護腺肥大（benigh prostatic hyperplasia，ＢＰＨ），年齡介於四十到五十九歲的男性中有將近一半，而在七十多歲、八十多歲的男性中則有百分之九十的人會有某種攝護腺肥大的症狀。這個問題嚴重到幾乎是個老化的必然結果。然而攝護腺肥大並不單純是個老化的結果，生活形態與飲食都扮演了很重要的角色。這個狀況只有在西方國家是一個重大的問題，而其他住在世界其它較不富裕地區，飲食以自給自足的方式生活的人，似乎並沒有受到太多這個問題的困擾。雖然攝護腺肥大的眞正成因尚未釐清，但最近的脂質研究顯示，椰子油可能對於這個問題的預防與治療有所幫助。

「我是位於密蘇里州一間自然另類健康中心的護士，我使用椰子油作爲基礎產品來給我所有的客户，它是我使用過最有效用的補給品之一（我在療癒治療上有三十年的經驗，在自然療法上也有二十年經驗），而且它對於所有的血型與體型的功效都一樣好。我唯一的顧慮是它的強大功效與讓你的身體快速排毒的能力，我的客户中有少部分人得從一茶匙開始慢慢增加攝取量，不然所帶來的強烈排毒效果是他們會受不了的。我大部份的客户都能夠從一天三到四湯匙開始服用，在增進免疫系統、精力、穩定血糖、增強甲狀腺功能、減重、精神清晰與加強情緒／心理穩定上有令人驚歎的效果。它除了是個神奇的補給品之外，它也是個基礎食物，應該用來取代烹調所用的所有油脂，我不知道有其它任何的產品具有如此廣泛的效果—還有它的味道也是很棒的！」

—— 註冊護士 瑪麗・D（Marie D.，R.N.）

通常隨著男性老化，睪固酮會被轉換爲男性賀爾蒙的二氫睪固酮（dihydrotestosterone，DHT），並累積在攝護腺，這個賀爾蒙會促進攝護腺細胞的成長，進而造成攝護腺增生、膀胱尿道的緊縮。這會導致頻繁、不完整的排尿，尤其是在夜晚，並通常伴隨著攝護腺發炎的狀況，雖然這個情況多半不會致癌，但還是會有發生的可能。

攝護腺肥大治療是阻止睪固酮被轉換爲二氫睪固酮。菲那雄胺（finasteride）就是以這個邏輯運作的有效藥物。鋸棕櫚（鋸草）是一種普遍的草藥，似乎也有阻止過多二氫睪固酮生成的作用，這個在美國東南部發現的亞熱帶植物，它的漿果被佛羅里達的印第安人與早期的移民拿來當作民俗藥物，用來治療生殖障礙、泌尿疾病和感冒。在女性身上，它被拿來增加母乳的分泌量與減輕生理期的疼痛。

研究顯示鋸棕櫚的漿果在減輕良性攝護腺肥大的症狀上有非常好的效果，而且相當的安全，在與波斯卡（Proscar，常見的攝護腺肥大處方藥）相較下，鋸棕櫚在減輕攝護腺症狀上的效果更好。研究顯示在四到六週的期間內，鋸棕櫚萃取物的效果高達百分之九十（取決於使用劑量）；而相對在服用波斯卡一整年的病患中，只有不到百分之三十七的人有減輕症狀的效果。鋸棕櫚沒有任何負面的副作用，而波斯卡卻可能導致陽痿、性慾降低與胸部增大的現象。另類與傳統健康照護專家對於鋸棕櫚在治療攝護腺肥大的效果上都有非常好的評價，它是連傳統醫學都認定爲安全與有效的一種草藥。

鋸棕櫚是一種亞熱帶植物，如同它的名字所提示的，它是棕櫚家族的一員，也是椰子樹的近親，事實上鋸棕櫚的漿果在很多地方與椰子相當的類似，它們都含有一樣的特殊脂肪酸，如月桂酸與肉豆蔻酸；月桂酸是椰子油中主要的中鏈脂肪酸，肉豆蔻酸也是椰子油的主要成分之一。研究顯示鋸棕櫚所具有的攝護腺保護效果主要是來自這二種脂肪酸。如果這是正確的，那含有比鋸棕櫚更多這些保護性脂肪酸的椰子油，也會具有攝護腺保護效果，且效果可能會更好，而這個推論已經被證實是正確的。

在藥學與藥理學期刊（Journal of Pharmacy and Pharmacology）上所發表的一項研究報告中，椰子油被拿來與鋸棕櫚萃取物一起比較，測試它們對良性攝護腺肥大的改善效果。四百毫克劑量的鋸棕櫚萃取物有百分之四十三點八的效果；相同劑量的椰子油則有更好的效果，百分之六十一點五。當椰子油的劑量提升到八百毫克的時候，它的效果會躍升到令人驚訝的百分之八十二，而一湯匙劑量的椰子油就有十四公克（一萬四千毫克），這肯定會有更好的效果。

阿茲海默症及其它腦部失調症狀

「我知道有事情快要發生了」，來自加拿大佩茲里的卡蘿．弗雷特（Carol Flett）這麼說，「我的丈夫布魯斯（Bruce）的狀況越來越糟，他的癡呆正快速的惡化。布魯斯發覺他要說一句簡單的句子是越來越困難了，他無法跟我溝通他需要什麼，也無法自己完成一件簡單的事，如果再繼續這樣下去，我不知道接下來會發生什麼事。」

在稍早幾個月，退休牧師兼基督教小說的作者布魯斯．弗雷特得到心內膜炎——一種心臟發炎，布魯斯是受到黴菌感染而引發，感染損壞了他的心臟的一部分，導致他必須接受心臟瓣膜置換手術，感染還擴散到他的血液中，最後連他的脾臟、膽囊、肝臟與大腦都受到感染。他的狀況非常的危急，也在死亡邊緣徘徊過二、三次，還好最後都有救回來，不過感染破壞了他的腦部組織，導致他變得癡呆。醫生告訴卡蘿，布魯斯再也不能佈道了。

布魯斯從此無法好好的閱讀、甚至說話，他的所有基本需求都需要有別人的幫助，卡蘿必須幫他做所有的事情，「我接受了失去丈夫的這個事實」卡蘿說，「現在反而比較像是在照顧一個小孩子。」

布魯斯接受了一個簡短智能測驗（Mini Mental Status Exam，MMSE）的檢驗，這個測試是用來篩選、評估與監測癡呆患者認知損傷的嚴重性。測驗有三十道題目，分數介於二十五到三十分則代表正常、二十到二十四分爲輕度損傷、十到十九分爲中度損傷、而低於十分則爲重度損傷。布魯斯的測驗分數是十一分，代表他在接近重度癡呆的邊緣。

照顧失智丈夫的壓力開始讓卡蘿付出極大的心力，醫生建議把布魯斯安置到療養院，但卡蘿沒有辦法這麼做，心想一定還有其它的辦法，「主啊，我需要祢的智慧」卡蘿絕望中的低聲禱告，「請引導我、告訴我要如何做才能幫助我的丈夫。」

第二天她的臉書上增加了一位新朋友，這位朋友在臉書上分享了一段YouTube的影片連結，這段影片是在採訪一位醫生，她以椰子油成功讓她罹患阿茲海默症的丈夫好轉。幾個星期前，在一位護士的建議下，卡蘿一時興起的在雜貨店買了一些椰子油，她完全把這件事忘記了。

受到那段影片的啓發，她給布魯斯服用了一、二湯匙的椰子油，在三個小時之內，是好幾個月來的頭一次，他竟然可以清楚的說出一些句子。她持續的每天讓布魯斯吃椰子油，一個月後他已經可以處理所有他自己的個人需求；他可以使用電話、自己操作他的電腦和閱讀短篇書籍等，所有他在一個月前連試試看都做不到的事情，而現在都能做到了，他甚至還開始動手做書架。

「我的丈夫回來了！」她驚嘆的說，「我仍然感謝上帝讓布魯斯在每一個新的日子醒來之後能夠跟我清楚地說話。」

醫生也感到驚奇，他讓布魯斯再做一次智能測驗——同一個讓醫生認爲布魯斯已經沒有希望的測試。這一次布魯斯在總分三十分中取得的分數是二十四分，在快要正常的邊緣。卡蘿告訴醫生有關上帝回覆她的祈禱與椰子油的使用，他聽完後並沒有嘲笑卡蘿，只是說：「繼續做妳在做的事情，因爲它是有效的。」

每一天布魯斯都在持續進步，而且他也重拾一些他的牧師工作，例如見證婚禮。布魯斯與卡蘿已經結婚四十三年了，他們也期待未來更多快樂時光的到來，感謝椰子油與上帝的回覆。

椰子油可以達到很多目的，但是治療癡呆症——這是有可能的嗎？不管你相不相信，椰子油現在被認爲是治療阿茲海默症與其它形式的癡呆症，一種可行的治療方式。

阿茲海默症是癡呆症中最常見的一種。阿茲海默症所呈現的心智功能遞減通常是從一些不太明顯的記憶流失開始，接著是對於熟悉工作的計劃與執行、推論與執行判斷等能力的喪失，最後記憶的喪失會逐漸加重，直到完全失去功能爲止，無法正確清楚的表達文字，以及情緒與個性的改變也會變得明顯，一些如輕微緊張不安、判斷力差、心理困擾、退縮、迷惘等情緒問題是常見的，受影響的人也可能會有癲癇與失禁的狀況，這些都需要持續的照護，而死亡是最後的結果。

阿茲海默症通常是在六十歲之後才會開始出現。不過越來越多人在他們進入四十或五十之後就開始出現症狀了。罹患阿茲海默症的人從診斷出病情開始算起平均有八年的壽命，但每個情況還是有所不同，時間的長短一部分取決於病人在診斷時的年紀，以及是否同時有其它的健康問題。

阿茲海默症並非人類正常老化過程的一部分，它是一種絕症。阿茲海默症患者的大腦明顯的不同於正常老年人的大腦，阿茲海默症病患的大腦顯示出高度的退化、受損與硬塊生成。

對於阿茲海默症，目前並無有效的醫學治療方式，被診斷出阿茲海默症就跟被判了死刑一樣。治療的方式集中在減輕症狀的嚴重性，加上服務與支持，讓病患的生活容易被管理，而病患必須在忍受這個疾病之下，歷經所有的退化階段直到痛苦的結束。

阿茲海默症最根本的問題，在於大腦失去利用葡萄糖或血糖來產生能量供給的能力，這個能量轉換的缺陷，讓大腦細胞挨餓和削弱它們承受壓力的能力。最後大腦會快速的老化與退化成癡呆。

直到最近，癡呆症被認爲是一個永久性的症狀，曾經有段時期，我們相信無法讓腦細胞再生。當時科學家認爲，我們與生俱來的腦細胞必須支撐一輩子的時間，一旦我們的腦細胞死亡之後，就永遠沒有了。但最近的研究顯示出這樣的理論是錯誤的，我們的大腦能夠且眞的可以生出新的細胞，即使在老年的時候。這代表如果給予適當的治療，癡呆症與其它的腦部失調症狀是可以被逆轉的。

幸運的是有一種有效的治療方式，它不牽涉藥物或手術，而是以飲食爲基礎。我們所吃的食物中的碳水化合物會被我們的身體轉換爲葡萄糖，細胞接收葡萄糖後再把它轉換爲能量——它們生存與運作所需的能量。

當某一段時間我們沒有進食時，如餐與餐之間、晚上睡覺或斷食的時候，血液中的葡萄糖濃度會降低。然而我們的細胞需要持續不斷的能量來源，為了維持細胞所需要的能量，脂肪酸會從脂肪細胞中被釋放出來，跟葡萄糖一樣，脂肪酸也可以被燃燒成能量。如此一來，身體中的細胞永遠就有葡萄糖或脂肪酸來滿足它們對能量的持續需求，這個過程在身體內部的運作是沒有問題的，但是在大腦就不是這個樣了，大腦無法使用脂肪酸來滿足它對能量的需求。

大腦是身體內新陳代謝活動最多的器官，它需要一個持續不間斷的能量來源，來維持它的運作，甚至在睡覺時也亦同。任何會干涉能量傳遞的情況都會嚴重妨礙大腦的運作，當血糖濃度太低時，大腦需要其它的能量來源來運作與生存。這個替代的能量來源是以酮體的形態出現，酮體是肝臟特別為大腦所製造的一種特殊的高能量燃料。酮體是肝臟從儲存的脂肪所製造出來，在一般的狀態下，只有當血糖濃度太低時，酮體才會被製造出來，隨著葡萄糖濃度的降低，酮體製造就會啓動；當我們再度攝取食物讓血糖濃度上升之後，酮體的製造就會減少。這代表大腦可以依賴葡萄糖或酮體作為它持續不斷的能量來源。

阿茲海默症的患者，他們的大腦細胞無法正常代謝葡萄糖這個主要的能量來源，在沒有適當的能量下，大腦就慢慢的退化與死亡，酮體會忽略阿茲海默症所造成的葡萄糖能量代謝問題。因此如果有足夠的酮體持續的供應，它們是可以滿足大腦的能量需求。但酮體只有在碳水化合物的攝取（葡萄糖的主要來源）非常少的時候才會被製造出來，這通常只有在沒有食物或食物很少的時候才會發生。

很明顯地，斷食並不是一個實際的辦法，但如果碳水化合物的攝取非常少時，一個人是可以靠蛋白質與脂肪來獲得他或她所需要的所有卡路里與營養素，這種類型的飲食被稱作「產酮飲食」。在過去九十多年來，產酮飲食被有效的利用來治療另一種腦部失調疾病——癲癇。幾年前發現透過一次數週的斷食，除了水之外什麼都不吃，可以大大的減輕癲癇症狀，在很多案例中甚至是能完全療癒。背後的理論是，在斷食的期間，大腦有持續不間斷的酮體供給，不只能提供大腦所需的能量，還能刺激腦細胞的復原與新腦細胞的生長。研究人員當時推論，如果他們可以將斷食的時間從數週延長到如一年左右，那療癒過程就會延長，進而增加痊癒的機會。當然讓一個人斷食到一年左右的時間是不可能的，所以他們設計出一個能夠模擬斷食代謝作用的飲食內容，並同時提供所有維持正常健康所需要的養分，也就是產酮飲食，產酮飲食被證明是非常成功的，即使是在有嚴重抗藥性的癲癇案例上。

既然產酮飲食在矯正癲癇所導致的大腦缺陷上這麼成功，研究人員開始想要知道它是否也可以用來治療其它的大腦失調疾病。剛開始的一些與神經退化疾病相關的研究，如帕金森氏症、路格里克氏病（肌肉萎縮性脊髓側索硬化症）、杭丁頓氏症、腦部創傷損害、中風、慢性頭痛和憂鬱症等，都顯示在廣泛的腦部失調疾病上，產酮飲食能提供症狀上的減輕作用（Tieu，二〇〇三、Gasior，二〇〇六、Zhao，二〇〇六、Duan，二〇〇三）。阿茲海默症的動物模式也對產酮飲食療法有很好的反應，在動物研究中顯示出，酮體能夠減少在大腦中形成像阿茲海默症的硬塊、增加視覺空間記憶功能、增加學習能力和短期記憶（Van der Auwera，二零零五、Costantini，二〇〇八）。

典型的產酮飲食必須將碳水化合物的攝取維持在非常低（約總卡路里的百分之二），才能刺激肝臟將脂肪轉換爲酮體。碳水化合物一般佔我們每天總卡路里的百分之六十左右，當把它降低到百分之二的時候，不足的地方必須用其它能夠產生能量的營養素來取代，亦即蛋白質或脂肪。在產酮飲食中，脂肪是用來取代碳水化合物，並作爲提供製造酮體的必要基礎，雖然產酮飲食在治療阿茲海默症與其它神經退化疾病上都顯現出極大的希望，但要製作含有百分之八十到九十脂肪的美味餐點本身就是個挑戰。

幸虧還有一些脂肪，主要是中鏈三酸甘油脂，不論血糖濃度高低或飲食中含有有多少碳水化合物，都能夠在體內被轉換爲酮體。無論是否還有其它的食物跟著一起被攝取，當攝取中鏈三酸甘油脂後，其中一部分一定會被轉換爲酮體。因此在加入適量的中鏈三酸甘油脂之後，任何種類的飲食都可以變成產酮飲食，目前用來治療癲癇的產酮飲食就是使用中鏈三酸甘油脂，因爲它能減少飲食中脂肪的量，增加蛋白質與碳水化合物，進而讓食物更美味。

飲食中加入中鏈三酸甘油脂對大腦有非常正面的功效，它是提供對抗阿茲海默症的一項新工具。在臨床研究中，中鏈三酸甘油脂在治療阿茲海默症患者所取得的成效，比其它任何醫藥科學已知的治療方式都還要好。

比方說在一個研究中，讓阿茲海默症患者飲用含有中鏈三酸甘油脂或不含有中鏈三酸甘油脂的飲料，在飲用飲料後的九十分鐘，讓受驗者進行認知測試；飲用含有中鏈三酸甘油脂飲料的患者，他們的測試分數比控制組的分數明顯的好很多（Reger，二〇〇四）。

這個研究是重大的，因爲它在單一劑量的中鏈三酸甘油脂之下，就能在認知功能上產生重大的進步，沒有其它任何的阿茲海默症藥物或療法能夠達到、甚至接近這樣的結果。

椰子油是那些用在治療癲癇、用在阿茲海默症與其它神經退化疾病研究中的中鏈三酸甘油脂來源。只要攝取一到二湯匙（十五到但是毫升）的椰子油就能將血液酮體濃度提升到有療效的程度，因爲酮體會被完全使用來產生能量，一天當中得重複三次這樣的劑量才能維持提升後的酮體濃度。

雖然在飲食中加入椰子油對大腦健康有重大的功效，但光使用椰子油並非完整的解答，飲食內容本身也會影響大腦健康。你吃的東西有可能會加強椰子油療法的效力，但也可能會妨礙它，不適當的飲食內容會破壞椰子油所產生的有益功效，這解釋了爲什麼有些阿茲海默症患者在食用椰子油後有重大的成效，而在其它患者身上卻只有一般的效果。

對大腦最好的飲食內容並不一定就是減重專家與流行雜誌上所說的典型「健康」飲食，它必須是一種有療效的飲食——一種設計來加強大腦健康的飲食。

將椰子油與一個合適的飲食內容結合，能立即阻止阿茲海默症所帶來的死亡，並產生重大的進步。阿茲海默症的持續惡化幾乎是可以在疾病的任何階段被阻止，但是要有效的逆轉症狀只有在疾病初期或中期階段。我寫了一本名爲「現在就阻止阿茲海默症！」（Stop Alzheimer's Now!）的書，告訴大家如何正確的使用椰子油來製作能增強大腦的飲食，成功的克服阿茲海默症。我所列出的方案，可以適用在治療幾乎所有形式的癡呆症，以及帕金森氏症、多發性硬化症與其它的神經退化疾病，這個方法對於如癲癇與自閉症等發展障礙也是有效果的。同樣的這個方案，在孩童身上會有些許的不同，所有細節會提供在我後續的書「現在就阻止自閉症！」（Stop Autism Now!）之中。

並不是只有老年人需要擔心阿茲海默症，目前沒有任何辦法可以預知誰會罹患這個疾病，我們都有風險。阿茲海默症並不會突然就發生，它是個逐步發展的疾病，會在第一個症狀出現前數十年就開始發生，那些最後會導致阿茲海默症的狀況，很可能早在青少年時期或更早的時候就開始產生。隨著一個人老化，腦細胞會加速死亡，大腦天生的修補死去神經細胞的能力反而會掩飾症狀，一直到剩下沒有多少細胞能夠維持正常的腦部運作爲止。到了症狀開始明顯的時候，大腦中負責記憶的腦細胞大概有百分之七十已經損壞，你不需要等到症狀出現之後才開始爲你自己做些什麼事。俗話說：「預防勝於治療」，這在神經退化上絕對是正確的。你有機會可以在阿茲海默症奪走你的生命前就先阻止它，只要在你每天的生活中加入椰子油就夠擁有這層保護。

椰子油能給你更好的健康

椰子油在全世界數個文化中被當作食物與藥物已經有千年歷史，傳統民俗醫學使用椰子油來處理各式各樣的健康問題，從燒傷、便秘開始，到淋病與流感等。現代醫學研究正在確認椰子油治療這些症狀的效果。過去數十年的研究已經證實椰子油所含有的中鏈脂肪酸，在消化與

「我在過去幾個月中嚴重失眠，我不相信用藥物解決失眠是個好方法，但令人難過的是，我只能從醫生那裡拿安眠藥處方。即使有了安眠藥（我只試過一、二次而已）我只能增加我夜晚的睡眠時間二到四個小時，而且我在服藥的第二天會感到更糟糕，最後我放棄用安眠藥來解決我的問題。我發現自從我開始使用椰子油之後，我可以有八個小時的一路好眠，而且我的手、脊椎、膝蓋因關節炎所產生的痛楚幾乎完全消失，我的右手小拇指的指關節偶爾還是會有一些刺痛，不過我想那是因為它已經鈣化了。」

「我覺得寫這些東西是一件滿愚蠢的事，因為我還是不太能相信光是食用椰奶跟椰子油，就能夠從過去那些痛苦中脫離，我一直認為那些問題會再出現。我得到的另外一個好處是過去長時間的慢性過敏消失了，讓我開始以為變了一個人，由於我的生活中並沒有其它任何的改變，因此對於發生在我身上的所有變化，只能歸功於椰子油。」

—— 瑞亞・L（Rhea L.）

代謝上是與其它的脂肪不同，這個差異賦予了椰子油很多與其它油脂來源所無法提供的健康益處。

椰子油含有的中鏈三酸甘油脂不需要胰腺酵素或膽汁來消化。因為它們容易被消化，所以對嬰兒、囊腫纖維化病人和那些有消化問題的人，包括膽囊疾病與膽囊切除等等的人來說，是理想的食物。

椰子油被推薦使用在營養不良的治療上，因為它能提供一個快速且容易消化的養分來源，而不會造成身體酵素系統的負擔。它也能促進礦物質（尤其是鈣與鎂）、維生素B群、脂溶性維生素（A、D、E、K、及ß胡蘿蔔素）與某些氨基酸的吸收。椰子油的中鏈脂肪酸被身體用來產生能量，而不是體脂肪，椰子油會促進新陳代謝、增加能量與強化甲狀腺功能，而這些作用都會幫助減少多餘的體脂肪。基於這些理由，椰子油被公認爲全世界唯一的低卡路里脂肪，研究人員建議以椰子油來預防，甚至治療肥胖症。

椰子油對心臟是健康的，它不會對血液膽固醇產生負面的影響、不會促進血小板黏性化而導致血液生成凝塊、也不會堆積在動脈中。椰子油具有抗發炎、抗菌與抗氧化作用，這些作用會保護動脈不受動脈硬化或心臟病的侵擾。全世界攝取椰子油最多的族群擁有最低的心臟病發生率，即使對於那些每日總卡路里數中有高達百分之五十飽和脂肪攝取，主要是來自椰子油的人來說，這個陳述也是正確無誤。

中鏈脂肪酸有強大的抗菌作用，能殺死各種的致病細菌、黴菌、病毒與寄生蟲，卻不會傷害腸道中的友善細菌，或產生抗生素抑制效果。椰子油對於如流感或念珠菌等一般性感染，以及如HIV等嚴重性的感染都是有極大益處的。

也由於它對於自由基生成的抵抗能力，以及加強免疫系統的能力，椰子油在預防或治療許多症狀上是有幫助的，其中還有很多症狀是我們在書中並沒有討論到，醫學研究人員與健康照護工作者還不時的發現椰子油新的健康效果。

研究顯示椰子油能幫助保護心臟、肝臟、腎臟、攝護腺與消化道不受疾病侵擾、加強骨骼與牙齒的結構、協助減重、促進皮膚與毛髮健康、減輕糖尿病症狀，甚至能阻止會導致阿茲海默症、帕金森氏症與其它神經退化疾病的大腦損壞過程。它是如此神奇的一種食物！沒有其它的食物、其它的油脂能夠與之匹敵，並提供這麼多的健康益處。隨著研究的繼續，必定會有更多關於這個大自然奇蹟的好處與用途被發現。

儘管椰子油的所有特質與益處早就在醫學與營養期刊上被出版證實，但令我感到驚訝的是，許多人仍然無知的批評椰子油爲不健康的油脂。我希望這本書中的資訊能夠在教導醫生、營養專家與一般大眾有關椰子油的療癒奇蹟上有所幫助。

第8章

吃出更健康的你

The Coconut Oil

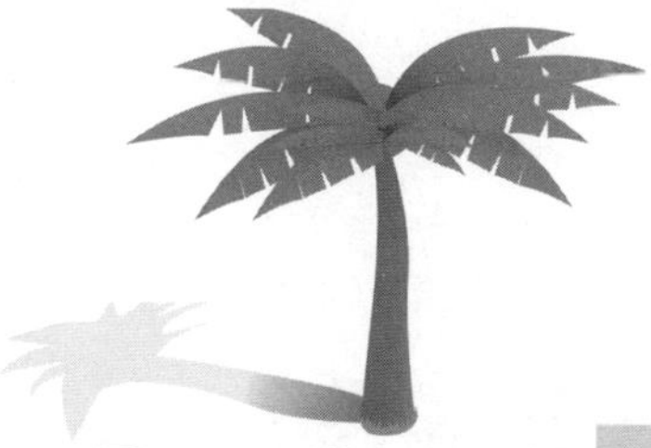

長期規律的使用椰子油能爲你的生活帶來巨大的改變。如果你過重，它可以幫助你減去多餘的體脂肪；如果你有消化問題，它也可以幫助你解決這個問題，椰子油能讓你感覺自己更年輕、看起來更年輕，給你更多的精力、保護你不受感染與疾病的侵擾，以及幫助你預防例如心臟病與癌症等的許多退化性疾病，椰子油眞的是一個大自然最神奇的健康補藥。

你可以開始享受椰子的好處，而且不需要大幅度的改變你現在的生活。事實上把椰子油納入你的生活中只需要簡單的三個步驟：（1）使用椰子油在你的烹調之中，並在你的飲食中避免其它的植物油、（2）在你的規律飲食中食用椰子與椰子產品、（3）直接在你的皮膚與毛髮上塗抹椰子油，以便讓身體直接吸收它的療癒功效。這一章會幫助你學習如何把椰子油與其它椰子產品，納入你每天的生活中。在下一個章節，我提供了許多利用椰子與椰子油的美味食譜，並教導你如何讓椰子油成爲你美麗養生法的一部分。不過在開始之前，你必須了解所謂好的椰子油來源，以及你需要多少的椰子油才能讓你正確的享受到所有椰子油的療癒功效。

熱帶油脂的來源

爲了要獲取中鏈脂肪酸所提供的神奇益處，你必須食用含有這些脂肪酸的食物，唯一具有足量中鏈脂肪酸的食物來源是全脂牛奶、奶油、棕櫚仁油與椰子油，特別是後兩者。牛奶中的奶油脂肪含有少量的中鏈脂肪酸，不過現在大部分的牛奶與奶製品都是低脂或無脂的，因此基本上不含有這些有療效的脂肪酸。奶油大約只有百分之六的中鏈脂肪酸。中鏈脂肪酸的最佳來源是熱帶脂肪，棕櫚仁油含有約百分之五十四的中鏈脂肪酸，不過你唯一可以找到這種油脂的地方是在一些少數的市售調理食品中，它並不常單獨販售給一般大眾。椰子油含有約百分之六十三的中鏈脂肪酸，而新鮮或乾椰子肉含有百分之三十三的這類脂肪。椰奶則含有百分之十七到二十四的脂肪。因此椰子產品——椰肉、椰子油與椰奶——是目前最容易取得且最豐富的中鏈脂肪酸食用來源。

熱帶油脂

熱帶油脂指的是椰子油、棕櫚油與棕櫚仁油。椰子油來自椰子樹（棕櫚科椰屬，英文學名：Cocos Nucifera）的種子或核仁，棕櫚油與棕櫚仁油則來自油棕櫚（或稱爲油椰子，棕櫚科油棕屬，英文學名：Elaeis guineensis）。棕櫚果實大約跟洋李（plum）的大小差不多，裡面有一個大型白色種子，它有點像是個小型的椰子，有個外殼包著種子。棕櫚油是經由蒸煮、加熱或壓榨外殼或包圍種子的纖維狀果實而取得。棕櫚仁油跟椰子油一樣，是從種子殼內部的白色果肉榨取出來的，其外觀爲純白色。棕櫚仁油跟椰子油幾乎是一模一樣，只是它所含有的中鏈脂肪酸稍微少一點，棕櫚仁油很少單獨販售，它大部分是用在調理食物當中。

跟椰子油與棕櫚仁油不同的是，棕櫚油只含有非常少的中鏈脂肪酸。初榨或未精煉棕櫚油的顏色爲深紅橘色，這個顏色來自果實中所含有的大量ß胡蘿蔔素與其它的類胡蘿蔔素，類胡蘿蔔素是賦予果實與蔬菜的黃、橘與紅色的營養素，由於它的紅色外觀，初榨棕櫚油又稱爲紅棕櫚油，當紅棕櫚油經過精煉之後，它大部分的紅色就會消失，而變成淡黃色。精煉棕櫚油被當作取代氫化植物油的健康油脂，而使用在很多烘焙與包裝產品中。

所有的熱帶油脂都是很好的烹調用油脂，它們有相對高比例的耐熱飽和脂肪，因而可以安全的使用在烹調或油炸上。它們所含有的飽和脂肪也賦予它們較長的保存期限，儘管多元不飽和植物油可能在你還沒有購買之前就已經在商店中腐壞，但熱帶油脂卻可以在一到三年的時間內維持良好的品質。我有一些超過二年的紅棕櫚油，而它到現在嚐起來的味道跟我當初購買的時候是一樣的好，完全沒有腐敗的跡象。當然油脂的品質與保存期限取決於生產商的嚴謹與加工方法，一些品質差的油脂可能在幾個月內就腐敗了，因此嘗試數種不同品牌是明智的做法。

棕櫚油，尤其是紅棕櫚油，具有許多不同於椰子油或棕櫚仁油的健康益處。如果要取得與棕櫚油相關健康益處的完整探討，我強烈推薦我的另一本書「棕櫚油的奇蹟」（The Palm Oil Miracle）。市面上也有一種棕櫚起酥油，是沒有反式脂肪、未經氫化的起酥油，作爲取代氫化大豆油或傳統起酥油的健康替代品。棕櫚油與椰子油可以在健康食品店、文化特色市場、或網路上取得。由於椰子油在近幾年非常流行，現在在大型量販店如沃爾瑪（Walmart）、克羅格（Kroger）與好市多（Costco）的食品雜貨區都可以找到。

必需脂肪酸

要保持健康與避免營養缺乏症，你必須攝取身體所需要的所有營養素，脂肪是重要營養素的一種，而必需脂肪酸（essential fatty acids, EFA）是維持身體健康所不可或缺的。有一些脂肪酸被分類為「必需」是因為我們的身體無法自行從其它的營養素中合成它們一必須從我們的食物中攝取它們。二個基本的必需脂肪酸是omega-6（亞麻油）與omega-3（α次亞麻油）脂肪酸。中鏈脂肪酸，像那些在椰子油中的一樣，也是重要的，它們被認為是「有條件的必需」脂肪酸，亦即在某些情況之下它們跟其它的必需脂肪酸是一樣的重要。

必需脂肪酸存在大部分的植物油之中，但是通常因精煉與加工過程而受到破壞，或者是讓自由基所摧毀。因此傳統工法所加工出來的植物油是必需脂肪酸較差的來源，而且來自人造奶油與起酥油等氫化油的反式脂肪，會阻擋或妨礙人體必需脂肪酸的利用。基於這些理由，如果你食用的是傳統工法加工的植物油或氫化油，可能會缺乏必需脂肪酸。

你可以直接從你的食物中，如未精煉冷壓植物油或營養補給品，來獲得身體所需的必需脂肪酸。然而椰子油只含有非常少量的這類脂肪（約百分之二）。在你每天的飲食中使用椰子油的一個好處是，中鏈脂肪酸與必需脂肪酸會產生協同作用，促進身體對這些必需脂肪酸的利用率。富含椰子油的飲食能夠增加必需脂肪酸的效率高達百分之一百（Gerster，一九九八）。不止如此，椰子油同時也像是個抗氧化物質一樣，在體內保護必需脂肪酸不會遭受到破壞性的氧化反應。

世界衛生組織説我們每天需要從必需脂肪酸攝取約百分之三的總卡路里數。中鏈脂肪酸並沒有最低攝取量的設定，雖然我們知道嬰兒大概需要從這些脂肪酸，攝取約百分之五到十的總卡路里數，我們也從島嶼族群中知道從椰子油攝取高達百分之五十的總卡路里數並沒有危險，而且還可能獲得更多的益處。從這些資訊看來，如果要取得最佳的健康狀態，我們應該攝取少量的必需脂肪酸與明顯較多量的中鏈脂肪酸。

精煉與初榨椰子油

由於椰子的高油脂含量（百分之三十三），榨取椰子油是一個相對簡單的過程，而且是幾千年來熱帶地區人們的主要植物油來源。傳統上椰子油是藉由煮沸或發酵的方式，從新鮮或曬乾的椰子榨取出來的。當椰子在水中煮沸後，油脂會跟椰肉分離而浮在水面上，然後可以輕易的被舀出；發酵法則是讓油脂跟水自然分離的一種方法，先從椰肉中榨取出椰子的汁或「奶」，然後將椰奶靜置二十四到三十六個小時，在這段期間，油脂會從水中分離出來，分離出來的油脂再經過短時間的稍微加熱讓所有的水分蒸發，這樣的熱度是不會對油脂產生傷害，因爲椰子油即使在適當的高溫下都還是非常的穩定。

椰子油的加工方法有很多種，不同的加工方式會影響成品的品質、外觀、味道與香氣。椰子油一般分成二大類——「精煉、脫色、去味」（精煉）（refined, bleached, and deodorized, RBD）與「初榨」，兩者的差異在油品所經過的加工程序，「初榨」代表著油品本身經過較少的精煉過程——低溫與無化學添加劑。

精煉椰子油一般都是從稱爲「椰子乾」（copra）的曬乾椰子所製成；椰子乾是將椰子經過日曬、煙薰、窯中加熱、或以上的混合等方式所做成。從椰子乾做成的椰子油用在化妝品與食品工業中最常見的。儘管加工的過程中有高溫與偶爾的化學溶劑使用，但這樣生產出來的椰子油還是健康的食用油，因爲椰子油中的脂肪酸並沒有在精煉過程中損壞。精煉椰子油一般是無色、無味。很多人偏好在烹調或身體保養上使用這種油，因爲它不會影響食物的味道或在皮膚上使用時留下味道。

眞正的初榨椰子油是從新鮮椰子所製成，而非椰子乾。這類的椰子油是由以下任一種方式所做成：煮沸、發酵、冷凍、機器壓榨或離心分離。由於沒有牽扯高溫與化學溶劑的使用，油品保有它天然的植物性化合物，而帶有明顯的椰香。

由新鮮椰子所製成的椰子油在固態的時候是呈純白色，而在液態的時候是像水一樣的透明。從椰子乾所製成的精煉椰子油通常是呈微黃色，不過也有跟初榨椰子油一樣是呈現透明與白色的油品，通常是無法以外觀來分辨這二種油品，要藉由嗅覺與味覺才能正確的分辨它們，精煉椰子油是沒有味道的，而初榨椰子油則帶有明顯的椰香。

跟精煉椰子油相較，初榨椰子油是品質比較好的油品，在瓶身標籤上一定會標示「初榨」等字樣。精煉或非初榨椰子油則不會使用這個字眼，它們通常是標示爲「壓榨」或「純」等類似的字樣。

某些公司會使用椰子乾而非新鮮椰子來生產部分精煉的椰子油，並將其標示爲「初榨」而以較高的價格出售，這類的椰子油會帶有黃色調、重椰子味，通常味道會強烈到讓人無法接受。雖然這類型的油品所經過的加工程序比大部分的精煉椰子油少，但這並不代表它們比精煉椰子油更天然，它們其實是品質更差的油品。當椰子在露天下曝曬的時候，椰子乾通常會發霉、發臭。這類型的不完全精煉椰子油有可能無法完全去除雜質與氣味，一般在亞洲是以烹調用油來販售，而大部分的健康食品店販售的則是品質較好的牌子。切記不論是經過何種加工程序，任何種類的椰子油（除了氫化椰子油之外）都比任何其它的植物油要健康許多。氫化油並不會直接販售給一般大眾，它只會被使用在加工食品中，食品的成分標籤會告訴你所使用的是一般椰子油還是氫化椰子油。

椰子油是以不同包裝容器在販售，一般是十二到十六盎司的瓶裝居多。我自己則是以加侖的方式在採買。很多人會問我應該要買哪種類型、哪種牌子的椰子油，我的答案很簡單，買那個你吃起來覺得最適合的椰子油。如果你不喜歡某個牌子的味道，換買另一個牌子，不同牌子的椰子油，味道會相差很多，如果你經常會用到椰子油，那你應該要選擇一個你喜歡的味道才是。如某些人不喜歡他們的食物中有椰子的味道，對於這些人我會建議他們買那些沒有味道的牌子，我個人是喜歡椰子的味道，更是喜歡初榨椰子油的清淡口味與香氣，它會比其它種類的椰子油來得貴一點，不過是值得的。某些牌子的味道會強一些，我個人是無所謂，不過有些人是喜歡這樣子的油品。

你需要多少的椰子油攝取

要達到最佳效果的椰子油確切攝取量因人而異，然而人類母乳中所含有的中鏈脂肪酸已知在保護與滋養嬰兒上有所成效，如果以母乳中的比例為基礎，我們可以預估成年人的適當需要量。

以此爲前提之下，一般體重的成年人每天約需攝取三又二分之一湯匙（五十公克）的椰子油，才會等同於嬰兒所吸收的中鏈脂肪酸攝取量，從十盎司的椰奶或一百五十公克的生椰子（約半顆椰子）也可以攝取到相同量的中鏈脂肪酸。

研究顯示中鏈脂肪酸的抗菌效果會與攝取量成正比，所以體內有越多的這些抗感染脂肪酸，我們所受到的保護就更大，攝取越多會提供更多的益處，不只是在預防疾病上，也會促進消化與養分吸收、防止心臟病等。

研究顯示椰子油基本上對人類無害，我們的黃豆攝取量是非常大的，而椰子油被認爲比黃豆還要安全。美國衛生署把椰子油納入它的「一般認爲是安全」的食物清單中，這是一份專有排他清單，只有通過嚴格測試與具有長時間安全使用歷史的食物，才能被納入這份清單之中。我們知道某些島嶼族群食用大量的椰子油，每天高達十湯匙，而他們都擁有卓越的身體健康，這是遠超過你一般會攝取的量，所以你應該不需要擔心會有過量攝取的問題。許多臨床研究顯示，在每一公斤體重中有至少一公克的中鏈脂肪酸濃度時仍是安全的。對於一個體重有一百五十磅的人來說，那等於是五湯匙的椰子油；對一個二百磅的人來說則有六湯匙，有一些人攝取比這個更多的量也不會產生任何的問題。但最糟狀況是，如果你攝取過多的椰子油，它會放鬆你的腸子而讓你更常需要跑廁所，對於那些有便秘的人來說，這說不定是個好處。

椰子油對於某些剛開始食用它的人會有很強的排毒作用，它會刺激免疫系統，進而讓身體清除體內的毒素與病菌。所以有些人在開始塗抹或食用椰子油的時候會有體內清除反應，這有時候被稱爲療癒危機，因爲當身體在進行療癒過程時會產生一些不舒服的症狀，包括皮膚疹、噁心、嘔吐、鼻竇阻塞、腹瀉與疲勞等的許多症狀。一個人通常不會產生所有的症狀，通常只會有少數的幾個，沒有二個人是同樣的，所以產生的症狀也就因人而異。症狀產生的原因是身體獲得足夠力量來大掃除，而會試著清除體內的毒素，這個過程應該要讓它自然的發生，直到症狀不再產生爲止。症狀可能會持續一天、一週或甚至數週，取決於一個人體內毒素的量，你應該要每天攝取椰子油來促進排毒。如果你停止食用椰子油，或是吃藥來減輕症狀，這個清除過程就會停止，而毒素就會繼續留在體內。療癒危機是一件好事，它顯示你的身體正處於療癒過程中，等到症狀消失之後，你會有一個更健康、乾淨的身體，你也會對自己有更好的感覺。一開始你會以爲你快要感冒，或者是以爲你自己對椰子油過敏，不過機率上來說應該不是，椰子油會協助保護你不受流感或其它疾病的侵擾。椰子油是低過敏原的食物，那代表的是會對它過敏的人是非常罕見，就是因爲它非常安全，所以它實際上是給患有多重過敏的人的建議食品。大部分的人在開

每日劑量比較

要達到一般認為最佳效果的中鏈脂肪酸攝取量，可以從不同的來源取得。下面所列的來源含有等量的中鏈脂肪酸。

三又二分之一湯匙純椰子油

一百五十公克新鮮椰肉（約半顆椰子）

一杯（八十公克）碎椰子乾

十盎司椰奶

始食用椰子油時並不會有劇烈的清除反應，不過如果你眞有這些反應，你現在知道是怎麼一回事了。

我的建議是成年人每天攝取二到四湯匙的椰子油。可以透過烹調、像保健品一樣的直接食用或塗抹到皮膚上等等的方式來達到這個量，將椰子油納入你的食物烹調中，是攝取每天需要量的最好方式。

用椰子油烹調

以椰子油來取代你現在使用的烹調用油，是把中鏈脂肪酸納入你的飲食中卻又不會增加脂肪攝取量，最簡單的第一步；從飲食中排除所有的人造奶油、起酥油與加工植物油。橄欖油與奶油是還可以，但是盡量使用椰子油。我在第九章提供了許多相關的食譜讓你可以有所參考。由於椰子油主要是飽和脂肪，烹調的熱並不會讓你因此煮出一碗含有自由基的湯，但是使用其它的植物油卻會，你會因爲知道喝這麼一碗湯並不會傷害自己而感到安全，從現今的所有研究中發現，椰子油應該是你可以找到最健康的全方面用油。

椰子油會在大概華氏七十六度（攝氏二十四點四度）融化成清澈液體，就像其它大部分的植物油一樣。低於這個溫度後，椰子油會固態化呈現乳白色外觀。在適當的室溫下，它會有像軟奶油的質地，因此被一些人稱爲椰子奶油。椰子油可以取代人造奶油或奶油塗在麵包上，某些品牌的椰子油帶有一個溫和、舒服的椰香，是非常好的塗醬，如果你喜歡眞正奶油的味道，你可以將一半奶油、一半椰子油混合成更有奶油味的塗醬。由於椰子油在一般室溫下會呈現類似奶油的黏硬度，因此不常被拿來當作沙拉醬使用，橄欖油在室溫下或不加熱使用時是健康的油，很適合當作沙拉醬使用。我自己喜歡用橄欖油與椰子油混合成的沙拉醬，當椰子油跟橄欖油混合在一起用在沙拉上時，它會維持液態狀。

椰子油的冒煙點還算適中，所以當你在烹煮食物的時候，你必須把溫度控制在約華氏三百六十度（攝氏一百八十二度）以下，這是個適中的烹調高溫，在這個溫度你可以烹調所有的食物，包括炒蔬菜。如果你沒有烹調用的溫度計，你可以用肉眼判斷是否超過這個溫度，因爲在那之後油會開始冒煙。當你用椰子油來烘焙麵包、杯狀鬆餅與砂鍋燉煮時，你可以將溫度設定超過華氏三百六十度，因爲食物中的水分會讓內部溫度保持在華氏二百一十二度（攝氏一百度）。

你不需要任何特別的指示或食譜才能開始使用椰子油，只要簡單的拿它來取代食譜中要求使用的奶油、起酥油、人造奶油或其它的植物油，大部分品牌的椰子油都只有一個很溫和的味道，因此可以用在烹調任何的食物上。試試看用椰子油來做餅乾、蛋糕、杯狀鬆餅、餡餅皮與薄煎餅糊，它在熱炒、平底鍋等瓦斯爐上也是非常好使用的。用融化的混合椰子奶油加上調味料來淋在飯、義大利麵或蔬菜上，而不要使用奶油醬。

對於油炸來說，沒有比椰子油更好的油了，它不像其它的油那麼容易被吸收進入食物之中、沒有那麼容易濺出來、更可以重複使用。我一般不建議食用油炸食物，因爲大部分的植物油在油炸過後會產生毒素，但如果你用椰子油，只要油沒有過熱，油炸食物就是好的。切記將油的溫度控制在冒煙點之下，所有的油，包括椰子油，在過熱後都會產生毒素。

你也可以把椰子油加到幾乎所有的熱飲中，如茶、咖啡、熱巧克力、熱蘋果汁、蛋酒、或甚至溫的蔬菜汁。它跟溫牛奶一起喝的味道很好、跟蔬菜汁一起更是美味。就按照你一般調配飲料的方式準備，再加入一湯匙左右的椰子油攪拌即可，飲料的溫度需要能夠維持椰子油在液體狀態（華氏七十六度以上）。由於油的密度比水低，它不會跟大部分的熱飲混合的太均勻，而比較會漂浮在表面上，不過這也還好，只要稍微攪拌一下再喝，並不會讓你感到油膩。這是把椰子油納入你的飲食中最快、最簡單的方法之一。

椰子油非常的穩定，因此不需要冷藏，在未冷藏之下，椰子油可以保持新鮮度至少二到三年的時間，如果存放在涼快的地方，它還能維持更久，因此是一個很好的儲存油。我曾聽過在架上放置了十五年的椰子油在被檢測分析後，發現仍未氧化且還可以安全使用。我住的地方氣候總是非常涼爽，導致我的椰子油在大部分時間都是呈固態狀，我其實比較喜歡這樣的椰子油，對我來說用一把刀子或湯匙從罐中挖出一點椰子油，比把它倒出來容易多了，在倒椰子油的時候，它太容易會濺出或滴出。當我需要使用液態椰子油的時候，我就只需要把它放在鍋子上稍微加熱一下，或者在我需要使用的前一個小時把整罐油從冰箱中拿出來，它很快就融化。

食用椰子與椰子類產品

除了純椰子油產品之外，椰子油的其它來源可以直接從椰肉、種子肉或椰奶攝取。新鮮椰肉含有約百分之三十三的油，七盎司的新鮮椰子可以提供約三又二分之一湯匙的油，十盎司的椰奶也可以提供約三又二分之一的油。多食用這些產品可攝取增加更多更好的成分，而在你的食譜中加入椰子也可以提供相當數量的益處。

椰子乾與新鮮椰子

椰子乾與新鮮椰子兩者都是很好的纖維來源，對於維持正常的消化作用是非常好的。一杯碎椰子乾可以提供九公克的纖維，這是大部分水果蔬菜的三到四倍；比方說綠花椰菜一杯只有三公克的纖維，而甘藍菜一杯只有二公克的纖維，一片白麵包只有不到一公克的纖維。椰子也含有跟青豆、紅蘿蔔與大部分其它蔬菜一樣多的蛋白質，它含有維生素B_1、B_2、B_3、B_6、C與E、葉酸，也含有鈣、鐵、鎂、磷、鉀、鈉與鋅等礦物質。

大部分我們在商店可以買到的都是乾燥、切碎過的椰子乾。椰子乾的水分含量在乾燥過後，會從原來新鮮椰子的百分之五十二降到約百分之二點五，椰子乾與新鮮椰子的脂肪與營養素含量是幾乎相同的，由於椰子乾的低水分含量，它可以擺放好幾個月不會壞，而剖開後的新鮮椰子肉則是幾天的時間就會腐敗。

新鮮椰子可以當作零食來吃，也可以加入烹調中，大部分規模較大的雜貨店都有販賣。在採購整棵椰子時，應該要買越新鮮的越好，只是在商店販售的椰子我們無法判斷其新鮮度，一整顆新鮮的椰子可以維持好幾週不壞，但是一顆老椰子可能在購買的當天就腐敗。採購時將整顆椰子拿在手上搖一搖，看看裡面是否還有水分，如果沒有就不能買，椰子上的三個「眼」應該要保持完好，椰子本身不能有裂痕、滲漏與發霉的現象。

在將椰子打開之前，必須先將椰子水倒出。要將水倒出，拿一隻類似冰鑿的器具刺穿三個眼中的至少二個，三個眼的其中一個薄膜較軟而容易刺穿，這個眼不會太難找到，另外二個眼就要用點力氣才能夠刺穿，如果必要，可以用鐵錘跟鐵釘來處理，當需要的洞被打開後，將椰子水倒入杯中，之後就可以把椰子殼打開。

椰子殼是非常堅硬且不容易打開，不過有一個相對簡單的方式可以將其打開。在熱帶地區，當地人會把椰子拿在一隻手中，然後用大刀的鈍面用力敲擊椰子，在一到二次的敲擊後，椰子就會大概平均的分成二半；一隻手拿著椰子而另一隻手拿大刀敲擊這件事本身會有一點危險性，我會建議將椰子用手握住穩定在一個堅硬的平面上，然後用鐵錘敲擊它。輕易將椰子打開的訣竅在於敲擊它赤道線的位置，那是椰子最脆弱的點，而敲擊它會讓椰子裂成二半。在用鐵錘幾次敲擊之後，椰子就會被打開。

當椰子殼打開後，把裡面的白肉挖出，白肉上在與椰子殼接觸的那一面會有一層棕色的纖維膜，用蔬菜的削皮器將之削除後，就可以開始享用椰子了，如果覺得削除棕色膜太麻煩，也沒有關係，可以連著膜一起食用。

由於椰子的高水分含量，一旦椰子被打開，椰肉與椰子水都應該冷藏，並且在幾天之內使用完畢以免腐敗，椰子油的卓越抗菌功效只有在它進到人體之後才會產生，因此新鮮椰子中的油並不會防止它不會發霉或滋生細菌。

椰奶

另一個常見的椰子產品是椰奶，技術上來說椰奶並非椰子中天然生成的液體，這個液體稱爲「椰子水」，雖然這二個名詞常常被交換使用。眞正的椰奶是從椰肉所製造出來的產品，它是在扭擠與壓榨由水與磨碎椰子肉混合而成的糊狀物後產生的液體。椰奶含有百分之十七到二十四的脂肪，脂肪含量達百分之二十或以上的椰奶通常也稱爲椰子奶油，如果低於百分之十七則稱爲輕脂或低脂椰奶，不過這也只是用水稀釋過的椰奶罷了。

在椰子內部的椰子水是無色但是有點渾濁，帶有甜味；而另一方面，椰奶卻是像牛奶一樣的純白色，除非加糖，不然沒有甜味。罐裝椰奶在很多雜貨店與健康食品店都有販售，可以當作牛奶的替代品，並用在許多不同種類菜餚之中（見第九章的食譜）。它可以直接飲用、加入熱的與冷的穀類食品中及淋在新鮮水果上。椰奶也可以直接添加到許多冰的飲料當中，椰奶可以跟果汁、牛奶、巧克力奶及其它的冷飲混合在一起喝，當然你也可以把椰奶與熱飲混在一起喝；我最喜歡的飲料之一就是椰奶柳橙汁，椰奶賦予果汁一個奶油香味與質地，做法是添加二到三湯匙的椰奶到一杯柳橙汁之中。

你也可以使用椰奶來做水果思慕昔、椰子薄煎餅、蛤蜊巧達濃湯、奶油雞肉汁等等多種的菜餚（見第九章的食譜）。

椰奶通常是以十四盎司罐裝的方式在店裡販售，你也會看到有冷凍椰奶，但是比較不常見。許多公司現在開始銷售以牛奶紙盒裝的椰奶飲料，這些產品並非眞正的椰奶，而是椰奶飲料，它們主要是水，再加上一些椰奶、增甜劑、安定劑、香料與其它物質所做成，請勿使用這些飲料來作爲食譜中椰奶的替代品。

以椰子油來護髮、護膚

椰子油對皮膚的效果就像是在變魔術一樣，每當我遇到對於食用椰子油有所遲疑的人時，我會建議他們先嘗試外敷使用，然後觀察皮膚的變化。人們只要開始使用椰子油、見證到它的功效，他們就會開始相信椰子油的效果，而會有較高的意願把它納入飲食之中。椰子油當作皮膚乳液使用的時候，食品等級的椰子油會是首選，椰子油會馬上被皮膚吸收，進入體內，這跟食用它的效果幾乎一樣，所以如果你不吃椰子油，就不要把它塗到皮膚上。

因爲椰子油會馬上被吸收進入體內，而要達到你每天所需要的椰子油量的另一個方法就是將之塗抹到皮膚上。皮膚塗抹的唯一問題是你不知道身體到底吸收了多少量的椰子油，因爲根據皮膚質地與厚度的不同，吸收的程度也會不同；再來如果太多的油塗抹在某個區域，油會容易在皮膚表面堆積起來，而被輕易的抹去，因此將椰子油當作乳液或護髮霜來使用，不應該是你把椰子油納入你的生活的唯一方法。以椰子油來烹調，以及食用椰子產品也會增加你的皮膚與毛髮的光澤，不過如果要達到特定的美容功效，還是建議直接使用在皮膚與頭髮上。

當我們用肥皂與水洗澡的時候，皮膚上的化學屏障會被洗掉，而讓皮膚容易受到病菌感染，塗抹一層椰子油在皮膚上，可以快速的重建這道屏障，同時也能保持皮膚潤滑與柔軟。我建議塗抹薄薄的一層椰子油到全身，不要過度使用，不然它會留在皮膚表面，然後被衣物抹去；將油按摩進入你的皮膚，把重點放在特別乾燥、變紅、有感染、割傷或淤青的地方，將油按摩進入皮膚有助於吸收與加速療癒。塗抹椰子油在腳上並按摩它和腳趾之間，這是預防甚至治療腳部黴菌很好的方法，腳部通常會被過度使用與忽略，導致它們變乾、裂與感染，很多人通常都會告訴我他們的腳在使用椰子油之後，看起來跟感覺起來都非常棒。

如果要控制頭皮屑與促進頭髮的外觀，將椰子油塗抹到頭皮上並按摩它，讓油進入皮膚，並讓油浸入你的頭皮與頭髮一段時間，至少十五分鐘，時間越長越好，再將其洗去；你也可以在洗完澡後塗抹少量的椰子油到你的頭髮上，使用一點點就可以了，你不會再讓你的頭髮看起來或感覺起來很油膩的。

不要害怕將椰子油塗抹到臉上，它會讓你的氣色變好，椰子油就像磨砂膏一樣，會幫助你移除死去細胞，賦予皮膚一個有光澤、年輕的外觀，它對於治療痤瘡、粉刺也很有效果，椰子油會在皮膚上分解成中鏈脂肪酸，進而殺死導致痤瘡、粉刺的細菌。

椰子油對所有種類的皮膚瑕斑都有所幫助，我曾經因爲受傷而導致的皮膚變色有約三、四年之久，在塗抹椰子油之後幾個星期就消失，痤瘡、粉刺的發生也沒有那麼嚴重，皺紋、成長斑、老人斑開始消失。椰子油會緩和燙傷、割傷、蚊蟲咬傷與其它損傷，並加速它們痊癒。它會維持皮膚的強度與彈性，而且對於預防或去除妊娠紋非常的有效，要達到最好的效果，準媽媽得每天將椰子油按摩到腹部，一直持續到生產之後，這樣做可以避免妊娠紋的產生，每天塗抹椰子油能大幅度的改善已經存在的妊娠紋，生產過後越早開始這麼做，效果會越好。

對於慢性症狀來說，立即的效果不一定能馬上看到，椰子油會幫助身體治療皮膚，而這個通常需要時間；每天使用，必要的時候可以增加到一天二到三次，在幾個星期內你應該就會看到成效，爲了達到最好的效果，除了塗抹在皮膚上，你也應該同時食用椰子油。

當你生病時該如何做？

在非洲沿岸、中南美洲與世界其它的熱帶地區，當地人在生病時會喝椰子油或棕櫚籽油，對他們來說，這些熱帶油脂是食物，也是藥物。椰子油在對抗許多常見的季節性疾病很有幫助，對於包含會導致流感在內的病毒來說，目前並沒有任何藥物可以摧毀這些有機體，藥物主要是用來減輕症狀而已，身體必須自行組織來對抗入侵的病毒，而你唯一能做的事就是「等待」。即使你受到細菌感染，也服用了抗生素，你的身體還是得繼續對抗感染。不論是病毒或細菌感染，你還是必須得吃東西；這個時候，食用以椰子油所準備出來的食物是再好不過了，這會提供身體那些有價值的抗菌脂肪酸，來協助身體對抗疾病。

某些人因爲不喜歡藥物所帶來的副作用，所以會盡可能的避免服用藥物，而椰子油能提供一個對抗感染的天然方法，卻沒有不舒服或有害的副作用，不論你是否選擇服用藥物，椰子油都能幫助你對抗感染，而且痊癒的更快。

雖然對於在生病的時候應該要食用多少椰子油沒有什麼標準，但我仍建議每天食用四到八湯匙的量，直到好轉爲止，把這個建議量分配到一天之中，每餐攝取二到三湯匙。很多人都說以一天中每幾個小時喝一湯匙椰子油的方式，在對抗季節性疾病上有很好的效果，身材高大的人比瘦小的人需要攝取更多。你可以直接用湯匙喝，不過混著食物一起食用會比較美味，一杯柳橙汁加二湯匙左右的椰子油是最快、最簡單的方法之一，柳橙汁或其它任何的飲料必須維持在室溫或者更高的溫度，以防止椰子油凝固，果汁跟油脂無法混合的太均勻，因此加了油攪拌之後馬上喝掉，如果這樣做對你來說太油，你可以利用第九章的任一食譜來減輕這個感覺。記得也要有充分的休息、補充大量的水分及服用營養補給品，尤其是維生素C，來幫助自己痊癒；等到病好了之後，每天持續食用二到四湯匙（二十八到五十六公克）的椰子油來保養自己。

如果病情很嚴重且有嘔吐現象，那食用椰子油可能會有點困難，在這樣子的情況下，你可以把椰子油按摩進皮膚之中，油脂容易透過皮膚吸收進入體內，這麼做可以繞過消化道，並提供身體所需的養分、能量來源與抗菌脂肪酸來對抗感染。就算中鏈脂肪酸對導致感染的有機體沒有效用，但油脂所提供的養分也會補強身體，幫助它更快速痊癒。我建議按摩一到二茶匙的椰子油到全身，一天二到三次，數次薄層的塗抹比一次厚層的塗抹，在身體吸收效率上更好，因爲當太多的油集中在某個地方的時候，會讓組織飽和而限制吸收，且過多的油脂容易被衣物與床單抹去。當塗抹椰子油的時候，要確認油是從靠近身體受最多感染的地方按摩進去，如果是喉嚨痛，將油從脖子的位置按摩進去，如果是胸部或肺部感染，則從胸部與背部將油按摩進去。

對於輕微的疾病如感冒等，自我診斷與治療是可以的，但對於任何嚴重的疾病，我建議要先諮詢過醫生或其它健康照護人員。在閱讀過所有與椰子油相關的神奇效果之後，容易讓人以爲椰子油是對抗所有疾病的萬靈丹，儘管椰子油眞的很好，要切記它並不是一個萬靈丹，椰子油中的中鏈脂肪酸並無法殺死所有種類的病菌，因此有可能還是需要醫療照護。

我認爲椰子油的最佳使用方式，是把它視爲一個能幫助身體預防疾病的強大營養素，預防疾病產生遠比治癒已經發生的疾病來的容易多了。如果你每天食用二到四湯匙的椰子油，維持健康的飲食習慣，你大概很難會生病；如果你眞的生病了，那應該是受到不懼怕中鏈脂肪酸的病菌感染，在這樣子的狀況下，你可以嘗試使用其它的天然療法或標準的醫療照護。

飲食的挑戰

椰子油健康益處相關的科學知識大概是在五十多年前開始出現，從那時候到現在，椰子油促進健康的特殊效用只有少數的研究人員了解。雖然多年以來醫院就已經使用含有椰子油衍生物的產品來提供病患養分，但是多數的醫生、營養師與食品科學家並不知道椰子油的潛在健康益處，因此他們常常把椰子油當作會提高血液膽固醇的不健康飽和脂肪來源。不過，隨著與椰子油健康益處相關的知識開始增加，這個狀況已經慢慢的在改善中。這本書的目的之一是要教導一般大眾與健康照護專家，有關椰子油的偉大潛力，並同時破除、澄清由相關競爭產業的行銷策略所編造的謊言。

儘管這本書提出了這麼多的證據，很多健康照護人員與作者還是會繼續爭辯，並告訴你椰子油是不好的，當一個人被制約多年，相信某個錯誤觀念後，要他接受一個新的事實是困難的。然而如果你是一個思想開放的人，且願意接受新的事實，你會非常欣喜你所學到關於椰子油的知識，它有太多不容忽視的好處。這些東西不是我捏造出來的，這本書的所有資訊都來自已發表的研究報告與臨床觀察，以及歷史性與流行病學研究，這些事實都在那裡，如果你有時間鑽研大量、冗長的醫學文獻（見書末的資料來源），你是可以自己閱讀判斷。如果你暫停去想過去的那些錯誤資訊，然後用一點點常識來判斷，你會清楚得到椰子油是無害的結論，那些食用大量椰子與椰子油的族群已經被證實是地球上最健康的人之一。儘管如此，你在接下來的好幾年還是會繼續聽到對椰子油的負面批判，只是你要選擇相信哪一邊呢？是黃豆產業與那些沒有正確觀念、自己身上到處受到退化性疾病摧殘的作者與醫生？還是那些太平洋島嶼上健康的島民與發現本書所載事實的研究人員呢？我會選擇相信事實而不是黃豆產業的行銷宣傳。

如果那些唱反調的人不願意相信，也不要讓他們影響到你，你有更美好的健康在等著你。如果你規律的攝取椰子油，這些抗菌中鏈脂肪酸的力量會保護你的身體與支持你的免疫系統。食用椰子油能提供你一個無害又便宜的方法來預防或甚至對抗許多疾病，相關的研究或許最後會證明椰子油跟其它許多的抗菌藥物與疫苗是一樣的有效，而椰子油一定是比較安全，它沒有任何負面的副作用。

請牢記，當醫生從醫學院畢業之後，他們大部分的再教育是由製藥產業所提供，他們收到的文獻與參加的研討會幾乎全部是由這些製藥公司所贊助，很自然的他們接觸到的資訊會是極度偏頗，只集中在藥物治療上面。基於這個原因，大多數的醫生對營養的了解是非常貧乏，而對於目前中鏈脂肪酸的研究就更不用說了。在接下來好幾年，大多數的醫生還是會完全忽略與中鏈脂肪酸相關的研究與發展，他們會繼續勸告你要避免所有的飽和脂肪，包括椰子油，因爲他們根本不懂，他們可能連中鏈脂肪酸是什麼都沒有聽過，也不知道飽和脂肪中有不同的類別，請不要等他們懂了之後再來告訴你。

在閱讀過這本書之後，你就擁有能夠重大改善你的健康與生活品質的知識。一個簡單的動作，把所有的精煉植物油從你的飲食中去除，然後以椰子油來替代，就可以創造奇蹟，你用一個具有許多神奇健康益處的東西來取代一個有毒的物質。

這個改變應該是一個終生的承諾，食用椰子油並非只是一件幾個月的事，像大多數人追求流行飲食那樣，要獲得永久的益處，你就必須永久的執行它。忽略那些來自對椰子油健康益處一點都不懂的人的負面批評，讓他們讀這本書，然後讓他們自己去發現椰子油的療癒奇蹟，你可以送給朋友最好的禮物之一就是健康，送這本書給你的親朋好友，你不只是幫助他們獲得健康，也會得到能鼓勵與支持你的朋友。

如果你還是有疑慮，我在這裡跟你挑戰，讓你試我的方法六個月——就只有六個月；在六個月之後，看看你是否比之前看起來更好、感覺更棒。我的挑戰內容是你要從飲食中去除所有的加工植物油，尤其是氫化油（包含起酥油與人造奶油），一點點奶油或特級初榨橄欖油是可以被接受的。很多人因爲相信奶油是不好的而避免食用奶油，牛奶含有許多促進健康的中鏈脂肪酸，包括月桂酸，而奶油是這種重要脂肪酸的適度來源。族群研究顯示，對於那些用人造奶油來取代飲食中奶油的人，他們的心臟病率反而增加！在所有的烹調中使用椰子油，然後以特級初榨橄欖油來作爲沙拉醬。

我建議你一開始的時候慢慢的來，從一或二茶匙的椰子油開始。一些人如果吃太多的油，而他們的身體沒有習慣一次處理這麼多油，會造成腹瀉的現象，所以一開始慢慢來，再逐漸增加到一天約三到四湯匙的量，讓椰子油與食物一起攝取，可能的時候都用椰子油來烹調食物，像你在使用奶油那樣的使用椰子油，塗抹椰子油到你的皮膚上。

這個挑戰最困難的地方在於，當你外食的時候，你通常不知道餐廳所使用的是哪一種油，如果你可以選擇，要求餐廳使用橄欖油或椰子油、以奶油取代人造奶油；除此之外，我建議你要避免到你不知道你會吃到什麼東西的地方用餐，這些地方通常都是用最便宜、最次級的加工油，這些油通常都被加熱到非常高的溫度，然後重複使用好幾天、甚至好幾週，導致它們變得極度腐敗與含有高度毒性。像薯條、雞塊與甜甜圈等油炸食品是你在一間餐廳可以吃到最毒的東西，如果你真的必須吃油炸的東西，那請吃用椰子油炸出來的食物，因爲它在高溫下不會降級生成自由基或產生有毒的反式脂肪，但其它的植物油卻會。

偶爾會有人告訴我，在試了一陣子椰子油之後卻看不到什麼明顯的進步。讓我在這裡再強調一次，椰子油不是萬靈丹，它不會對每一個健康問題都有幫助，還有你必須給它一個機會。當有

你的每日劑量

你可以像在服用其它的營養補給品一樣的攝取你每天所需要的中鏈脂肪酸一直接用湯匙食用或跟飲料混合在一起食用。給成年人的每日建議劑量是三又二分之一湯匙，記住有一些人在每日食用較少椰子油下也有很好的成效，所以如果每天只攝取一到二湯匙的椰子油還是會有所幫助。

直接以湯匙來喝油一任何的油，對某些人來說是困難的，有一些人可以直接喝下去而不會有什麼問題，不過對多數人來說，油在嘴巴的味道與質地是令人難以下嚥的。從新鮮椰奶壓榨出來的初榨椰子油，所產生的味道是非常清淡可口，而能夠輕易的直接以湯匙飲用，它的味道好到就像在吃椰子奶油一樣。如果直接以湯匙飲用對你來說是無法接受的，還有別的方法可以攝取你的每日需求劑量，第九章中所介紹的各式食譜，會讓你知道如何用比較美味的方式來攝取你的建議劑量。

人告訴我椰子油對他們沒有幫助的時候，我問他們使用多久，而答案通常是三、四天；你不能期待在幾天當中就會看到許多成效，尤其是那些可能已經存在幾十年的慢性問題，對於常年的症狀，有時候需要幾週或幾個月才會看到顯著的改善，而且取決於你的生活習慣與飲食內容，你得到的效果也會在程度上有所不同，如果你每天喝汽水、吃甜甜圈，你的改善效果絕對不會像有在聰明飲食的人一樣；椰子油是會幫助身體自我療癒，但如果你沒有攝取適量的維生素與礦物質，不管你吃了多少椰子油，你的身體就是無法自行療癒。這是常識！

我知道這個飲食上的改變會對你有效果，我已經在很多人身上看到成效，如果想要知道更多關於椰子油與健康的資訊，請參觀我的網站：www.coconutresearchcenter.org。

第9章

提供營養與維持美麗的食譜

The Coconut Oil

這個章節所介紹的食譜，對於那些在烹調或準備食物時不太使用油脂，卻又想要把椰子油納入他們飲食中的人來說是非常有用的。請謹記並非在一餐中就一定要攝取三到四湯匙的椰子油；事實上在一整天中分別攝取這個份量的椰子油是最好的。你可以照著這裡的食譜準備你的食物，或是他們當作範例來創造你自己的食譜，然後根據你的需要調整椰子油的份量。

飲料

加糖椰奶

通常市面上直接取得的椰奶是非常濃稠、像奶油一般、且不是很甜，這讓它在製作湯品或醬料的時候非常好用。而這種椰奶比較像是濃稠、沒有加糖的奶油，因爲太濃而不適合直接飲用，然而只要經過一點點的準備，你就可以製作出優秀的牛奶替代品。

這個食譜告訴你如何把椰奶變成奶狀的椰子飲料，剛好可以用來直接飲用、澆入熱的或冷的穀類食品、或與像桃子或草莓等新鮮切塊水果一同食用，稍微稀釋後再添加少許的蜂蜜會讓它有一股溫和、舒服的甜味，你會因此而想要直接飲用。

材料

- ■ 一罐（14盎司）椰奶
- ■ 7盎司水（半罐）
- ■ 2湯匙蜂蜜（或你所選的增甜劑）
- ■ 一小撮鹽

做法

- ● 將椰奶倒入一品脫（約473ml）的容器中，加水、蜂蜜與鹽後，充分攪拌、冷藏後即可食用。
  註：蜂蜜在室溫或更高的溫度下會比較容易溶解。如果喜歡較甜的椰奶，則增加蜂蜜的量。如果喜歡較稀的椰奶，則增加水的量。
- ● 這個食譜做製作出來的椰奶約是二杯半再多一點，每二分之一杯的椰奶含有約一湯匙的椰子油；一個12盎司的玻璃杯（1又½杯）可以提供約三湯匙的椰子油，而1又¾杯則可以提供3湯匙半的椰子油。

⊙ 份量：5又½杯

風味椰奶

香草精與杏仁精可以賦予椰奶一個美好的風味，也可以添加其它的萃取物來做變化。

材料

- 2又½杯加糖椰奶（如上）
- 1茶匙香草精或杏仁精

做法

- 將萃取物加入椰奶中、攪拌，即可食用。

份量：5又½杯

早餐

馬鈴薯餅

炸馬鈴薯在烹調時會吸收大量的脂肪，椰子油因為在高溫下仍然穩定，是優秀的油炸用脂肪。

材料

- 1顆中型馬鈴薯
- 2湯匙椰子油
- 鹽與胡椒粉

做法

● 將馬鈴薯磨碎置於一旁。用煎鍋將椰子油加熱到華氏三百度（約攝氏一百四十九度）（我使用電子煎鍋，所以我知道正確的溫度。）將磨碎的馬鈴薯加入煎鍋中，平均整平在煎鍋底部，用鏟子將馬鈴薯向下壓成餅塊狀。（馬鈴薯會接觸到煎鍋底部跟椰子油。）蓋上鍋蓋後煎十到十二分鐘。打開鍋蓋。馬鈴薯這個時候已經完全煎熟。你不需要把馬鈴薯餅翻面來煎另一邊。將馬鈴薯餅置入盤中，煎的那一面向上。加鹽與胡椒粉來調味。每一大份馬鈴薯餅含有約二湯匙的椰子油，而小份的則有約一湯匙。

⊙ 份量：一大份或二小份

椰奶思慕昔

材料

- ■1根成熟香蕉
- ■1杯椰奶
- ■1杯柳橙汁

做法

●在製作前先將所有的材料冷藏，用調理機或果汁機將所有的材料攪拌成細滑狀。在食用前冷藏一個小時能將思慕昔變濃稠。每一份思慕昔含有二湯匙椰子油。

⊙**份量：一份思慕昔**

（譯者註：Smoothie為水果與果汁的攪拌混合飲料，不含水、冰等其它物品，並無確切的中文翻譯。有些人翻譯為冰沙，但是它的製作過程其實並不加冰。這裡翻譯為「思慕昔」。）

鳳梨椰奶思慕昔

材料

- 1杯椰奶
- 1杯柳橙汁
- ½杯新鮮切碎鳳梨

做法

● 在製作前先將所有的材料冷藏，用調理機或果汁機將所有的材料攪拌成細滑狀。在食用前冷藏四十五分鐘能將思慕昔變濃稠。每一份思慕昔含有二湯匙椰子油。

⊙ **份量：一份思慕昔**

水果思慕昔

材料

- 1杯椰奶
- 1杯新鮮草莓或藍莓
- ½根成熟香蕉
- 蜂蜜（隨意）

做法

● 在製作前先將所有的材料冷藏（水果則可以冷凍），用調理機或果汁機將所有的材料攪拌成細滑狀。在食用前冷藏四十五分鐘能將思慕昔變濃稠。添加一點蜂蜜或其它增甜劑能讓思慕昔變更甜。每一份思慕昔含有二湯匙椰子油。

⊙ **份量：一份思慕昔**

綜合水果思慕昔

材料

- 1杯草莓
- 1杯覆盆子
- 1杯藍莓
- 1杯椰奶
- 1杯柳橙汁
- 蜂蜜（隨意）

做法

- 在製作前先將所有的材料冷藏（水果則可以冷凍），用調理機或果汁機將所有的材料攪拌成細滑狀。在食用前冷藏四十五分鐘能將思慕昔變濃稠。添加一點蜂蜜或其它增甜劑能讓思慕昔變更甜。每一份思慕昔含有一湯匙椰子油。

⊙ **份量：二份思慕昔**

優格思慕昔

你不一定要用椰奶來添加椰子油到思慕昔當中。這裡是一個直接使用椰子油的食譜。直接添加椰子油到思慕昔的訣竅在於當調理機或果汁機還在運轉的最後再加入椰子油，這麼做會讓椰子油更平均分佈在飲料當中。如果你在調理機或果汁機還在攪拌水果的時候就添加椰子油，它會容易變硬，然後形成小顆粒或塊狀，有些人不喜歡思慕昔中有這類東西。

材料

- 1杯香草優格
- 1杯果汁
- 2杯水果
- 2湯匙液態椰子油*

做法

● 在製作前先將除了椰子油之外的所有材料冷藏（水果則可以冷凍），用調理機或果汁機將優格、果汁與水果攪拌成細滑狀，在關掉調理機或果汁機之前，慢慢的把液態椰子油澆入，然後再運轉三十秒後關閉調理機或果汁機。每一份思慕昔含有一湯匙椰子油。

⊙份量：二份思慕昔

*如果你想要，你可以使用最高到六湯匙的椰子油。這樣子每一份思慕昔就含有三湯匙的油。

全麥杯狀鬆餅

材料

- ¾杯微溫的水
- 1顆蛋
- ⅓杯蜂蜜
- ½杯蘋果醬
- 1茶匙香草精
- 3湯匙液態椰子油

- 1又¾杯全麥麵粉
- 2茶匙發粉
- ¼茶匙鹽

做法

● 先將烤箱預熱到華氏四百度（約攝氏二百零四度）。將標準杯狀鬆餅模具用油潤滑。將水、蛋、蜂蜜、蘋果醬、香草精與不熱的液態椰子油置入碗中充分攪拌。在另一個碗裡把麵粉、發粉與鹽攪拌均勻。將乾的材料加入液態的材料當中，攪拌到均勻潮濕為止後，再澆入潤滑過的杯狀鬆餅模具中。烘焙十五分鐘。每一個杯狀鬆餅含有¼湯匙的椰子油。如果你在麵粉糊中增加椰子油的量到六湯匙，則每一個杯狀鬆餅含有½湯匙的椰子油。

⊙ **份量：12個杯狀鬆餅**

（譯者註：muffin——在此翻譯為杯狀鬆餅。）

藍莓杯狀鬆餅

這個食譜能讓你做出美味的全麥藍莓杯狀鬆餅。

材料

- ½杯微溫的水
- 1顆蛋
- ½杯蜂蜜
- 1茶匙香草精
- 3湯匙液態椰子油
- 1又½杯全麥麵粉
- 2茶匙發粉
- ¼茶匙鹽
- 1杯新鮮藍莓

做法

- 先將烤箱預熱到華氏四百度（約攝氏二百零四度）。將標準杯狀鬆餅模具用油潤滑。將水、蛋、蜂蜜、香草精與不熱的液態椰子油置入碗中充分攪拌。在另一個碗裡把麵粉、發粉與鹽攪拌均勻。將乾的材料加入液態的材料當中，攪拌到均勻潮濕為止後，再澆入潤滑過的杯狀鬆餅模具中。烘焙十五分鐘。每一個杯狀鬆餅含有¼湯匙的椰子油。你可以做點變化用其它如覆盆子或櫻桃等水果來取代藍莓。你可以用不同種類的水果做出各式各樣的美味杯狀鬆餅。

⊙ **份量：12個杯狀鬆餅**

椰子麥麩杯狀鬆餅

材料

- 1杯水
- 1湯匙香草精
- 1杯蜂蜜
- 1顆蛋
- ¼杯麥麩
- 1杯全麥麵粉
- ¼杯研磨無糖椰子
- 2茶匙發粉
- ¼茶匙鹽

■ 1茶匙肉桂
■ ½茶匙肉豆蔻
■ 3湯匙液態椰子油
■ ½杯胡桃或美洲薄殼胡桃

做法

● 先將烤箱預熱到華氏四百度（約攝氏二百零四度）。將水、香草精、蜂蜜、蛋與麥麩置入碗中攪拌後靜置十分鐘。（麥麩在靜置的時候會吸收一些水分，可以增加最終產品的口感。）在另一個碗裡把麵粉、椰子、發粉、鹽、肉桂與肉豆蔻攪拌均勻。將不熱的液態椰子油與胡桃或美洲薄殼胡桃加入液態的材料當中攪拌均勻。再將濕的與乾的材料放到一個碗中攪拌到均勻潮濕為止。不要過度攪拌，不然鬆餅會發不起來。將材料澆入潤滑過的杯狀鬆餅模具中。烘焙十五分鐘。每一個杯狀鬆餅含有¼湯匙的椰子油。如果你增加椰子油的量到六湯匙，則每一個杯狀鬆餅含有½湯匙的椰子油。

⊙ **份量：12個杯狀鬆餅**

發粉軟餅乾

材料

- ■ 2杯全麥麵粉
- ■ 3茶匙發粉
- ■ ½茶匙鹽
- ■ 5湯匙固態椰子油
- ■ ¾杯椰奶

做法

● 先將烤箱預熱到華氏四百五十度（約攝氏二百三十二度）。將麵粉、發粉與鹽置入碗中拌勻，把椰子油切入麵粉中形成粗碎屑，再加入椰奶並用刀子快速攪拌，直到溼麵團會隨著刀子沾黏在碗上。輕揉溼麵團表面約十次後，將之捲或拍成½英吋厚。將軟餅乾刀沾麵粉後把溼麵團切開，放置到沒有經過油潤滑的餅乾盤上，烘焙十二分鐘。每一片軟餅乾含有½湯匙的椰子油。

⊙ 份量：10片軟餅乾

（譯者註：biscuit——在此翻譯為軟餅乾。）

全麥薄煎餅

材料

- ¼杯椰子油
- 1又½杯全麥麵粉
- ¼茶匙鹽
- 2茶匙發粉
- 1顆蛋
- ¾杯微溫的水
- ½杯蘋果醬

做法

- 將椰子油放在長柄平底煎鍋上用低溫加熱到剛好融化為止。將麵粉、鹽與發粉混合在一個碗中。在另一個碗中，將蛋、水、蘋果醬與融化但不熱的椰子油打在一起。留著長柄平底煎鍋上剩下的椰子油，將溫度調到適中約華氏三百度（攝氏一百四十九度）。當長柄平底煎鍋在加熱的時候，將液態與乾的材料攪拌在一起直到完全潮濕。不要過度攪拌，因為這樣會讓薄煎餅變重而難消化。每一個薄煎餅用約三湯匙的麵糊。烹調至泡泡在表面形成，改小火，再翻面加熱至變成棕色。趁熱的時候食用，可以佐蜂蜜、楓糖漿、水果或其它配料。每一片薄煎餅含有⅓湯匙的椰子油。三片薄煎餅可以提供一湯匙的椰子油，而六片薄煎餅可以提供二湯匙。你可以調整你想要的油的量。將麵糊中的椰子油減少到二湯匙則每六片薄煎餅會有一湯匙的椰子油。

⊙**份量：十二片薄煎餅**

（譯者註：pancake——在此翻譯為薄煎餅。）

椰子柳橙薄煎餅

材料

- 1杯全麥麵粉
- 1又½茶匙發粉
- ¼茶匙鹽
- ¼杯研磨過的椰子
- 1顆蛋
- 1湯匙糖蜜

- ¼杯液態椰子油
- 1又¼杯微溫的柳橙汁

做法

- 將麵粉、發粉、鹽與椰子混合在一個碗中。在另一個碗中，將蛋、糖蜜、不熱的液態椰子油與柳橙汁（溫柳橙汁是用來防止椰子油凝固）混合在一起。在長柄平底煎鍋上加熱額外一湯匙的椰子油，來防止薄煎餅會沾鍋。將液態與乾的材料攪拌在一起直到完全潮濕。不要過度攪拌，因為這樣子會讓薄煎餅變重而難消化。用湯匙將麵糊放到長柄平底煎鍋上，做出一個直徑約2又½到3英吋的薄煎餅。佐以你想要的配料食用。每一片薄煎餅含有⅓湯匙的椰子油。

⊙份量：十二片薄煎餅

格蘭諾拉燕麥

材料

- 6杯舊式燕麥
- 2茶匙肉桂

■ 4杯切碎或切薄的椰子
■ 2杯美洲薄殼胡桃，剁碎
■ 1杯葵花籽
■ 1杯椰子油
■ 1杯蜂蜜
■ 1茶匙香草精
■ 1杯葡萄乾

做法

● 將烤箱預熱到華氏三百二十五度（約攝氏一百六十三度）。用一個大碗將燕麥、肉桂、薄片椰子、美洲薄殼胡桃與葵花籽混合在一起。用一個小的深平底鍋將椰子油與蜂蜜用中火加熱到剛好融化；將鍋子移開火源，加香草精。將蜂蜜混合物拌如燕麥混合物中後，倒入一個大型的烘焙盤。烘焙一個小時又十五分鐘，或直到燕麥變成金棕色。烘焙的時候偶爾攪拌一下讓棕色均勻。將烘焙盤從烤箱移開，冷卻後，加入葡萄乾。收放在密封的容器中。每份（一杯量）含有約一湯匙的椰子油。

⊙份量：十四份

椰子香蕉麵包

材料

- ½杯液態椰子油
- 1杯糖
- 1罐（8又½盎司）壓碎鳳梨，含鳳梨汁
- 2顆蛋
- 1根成熟香蕉，磨碎
- 2杯麵粉
- ½杯未加糖的碎椰子
- 1茶匙發粉
- ½茶匙小蘇打
- ½茶匙鹽

做法

- 將烤箱預熱到華氏三百五十度（約攝氏一百七十七度）。將9×5英吋的麵包鍋（loaf pan）用油潤滑並撒上麵粉。將液態椰子油（不熱）與糖攪拌在一起，再混入鳳梨與鳳梨汁、蛋與

香蕉。加上麵粉、碎椰子、發粉、小蘇打與鹽。將麵糊倒入準備好的麵包鍋後，烘焙約六十分鐘，或直到將刀子從中央插入再拔出時是乾淨的狀態。一條麵包可以切成約十六片半英吋的麵包。每片麵包含有½湯匙的椰子油。

⊙ **份量：一條**

佐料

調味椰子油

有一種結合橄欖油與調味料的沾醬，在某些義大利餐廳很受歡迎，以麵包沾醬來當作開胃菜食用。你可以用椰子油取代橄欖油來製作類似的沾醬。

材料

- 3又½湯匙椰子油
- 2湯匙洋蔥，切成細丁
- 1湯匙大蒜，切成細丁
- ½茶匙羅勒

- ½茶匙牛至
- ¼茶匙辣椒粉
- ¼茶匙鹽
- ⅛茶匙黑胡椒（或辣椒（cayenne pepper））

做法

● 將所有的材料混合在一個小型的深平底鍋中。加熱到開始爆開。關火，然後靜置冷卻。不要過度加熱，目的是要讓味道混合，而非烹調。你可以把這個當作沾醬或麵包塗醬、義大利麵或蔬菜的配料、或是沙拉醬。

⊙ **份量：½杯**

椰子美乃滋

以百分之百椰子油所做成的椰子美乃滋，就像這道食譜要介紹的一樣，在剛做好時味道是最棒的。當冷藏之後，由於裡面的油會凝固的關係，美乃滋會很容易變硬。如果你在完成這道食譜後沒有食用完，也想要在接下來一、二天內繼續食用，請在食用前將美乃滋從冰箱拿出來放在室溫下三十分鐘（確切時間取決於當時廚房的溫度），這樣會讓美乃滋有足夠時間變軟。雖然還是可以食用，但此時美乃滋的質地就並沒有剛做好時那麼好了。

材料

- 1顆蛋
- 1湯匙蘋果醋
- ½湯匙芥末醬
- ⅛茶匙辣椒粉
- ½茶匙鹽
- 1杯與另外¼杯的液態椰子油

做法

- 將蛋、醋、芥末醬、辣椒粉、鹽與¼杯不熱的液態椰子油以調理機或食物處理器混合約六十秒。當機器在運轉的時候，將剩下的一杯不熱的液態椰子油，以穩定、細長的流速，非常緩慢的倒入調理機或食物處理器中。（好的美乃滋製作訣竅在於緩慢的將油倒入。）隨著油的加入，美乃滋會慢慢的變濃厚。嘗看看味道並視需要添加調味料。每一湯匙的美乃滋含有約½湯匙的椰子油。

⊙ **份量：1又½杯**

油醋沙拉醬

使用椰子油來製作沙拉醬的缺點之一就是椰子油的高熔點（華氏七十六度；攝氏二十四點四度）。沙拉通常是冷盤，因此當加入椰子油之後，會讓油變硬。不過你可以透過將椰子油與其它熔點較低的油，如橄欖油，混合在一起來避免這個現象。這道食譜就是很好的一個例子。

材料

- ¼杯不熱的液態椰子油
- ¼杯特級初榨橄欖油
- 3湯匙水
- ¼杯蘋果醋
- ½茶匙鹽
- ⅛茶匙黑胡椒

做法

- 將所有的材料放到一個有螺旋蓋的罐中，蓋上瓶蓋後用力搖動到混合均勻。靜置在室溫下一個小時後。收到冰箱冷藏。每一湯匙沙拉醬含有約¼湯匙的椰子油。在冷藏的時候，椰子油最後還是會浮到表面並凝固，放在室溫下約一個小時左右就會融化。也可以將整個罐子浸到熱水中幾分鐘來加速融化。

⊙ **份量：1杯**

脫脂牛奶沙拉醬

材料

- ¾杯椰子美乃滋（見前項食譜）
- ½杯脫脂牛奶
- 1茶匙蒔蘿
- ½茶匙洋蔥粉
- ¼茶匙大蒜粉
- ½茶匙鹽
- 一點點黑胡椒

做法

- 將所有材料混合攪拌在一起後，冷藏至少一個小時。每一湯匙含有約⅓湯匙的椰子油。

⊙ **份量：1杯**

沙拉

番茄醋油沙拉

材料

- 2顆中型番茄，切片
- 萵苣葉
- ¾杯油醋沙拉醬（見前項食譜）
- 1茶匙牛至
- ½茶匙鹽
- ¼茶匙胡椒粉
- ¼茶匙乾芥末
- 1瓣大蒜，搗碎
- 4根青蔥，切細
- 1湯匙切細的香菜葉

做法

● 將萵苣葉平均分配到四個盤子，其上放置番茄切片。將油醋沙拉醬、牛至、鹽、胡椒粉、芥末與大蒜一起攪拌均勻後，倒在番茄上後，再以青蔥與香菜葉裝飾。每一份含有¾湯匙的椰子油。

⊙ **份量：4份**

華爾道夫沙拉

材料

- 4顆中型酸蘋果，切丁
- ¾杯切細的西洋芹菜
- ⅓杯切碎胡桃
- ½杯葡萄乾
- ¾杯椰子美乃滋（見前項食譜）
- 萵苣葉

做法

● 將萵苣葉之外的所有材料混合在一起後，置於以萵苣葉鋪平底部的盤子之上。每一份含有1

又½湯匙的椰子油。

⊙份量：4份

水果與椰子沙拉

材料

- 1又½杯剁碎新鮮鳳梨
- 2根香蕉，切片
- 2顆柳橙，剝皮、切丁
- 2顆蘋果，去核、切丁
- 1杯葡萄乾或剁碎棗子
- ½杯切碎椰子
- ¾杯椰子美乃滋（見前項食譜）
- 萵苣葉

做法

● 將萵苣葉之外的所有材料混合在一起後，置於以萵苣葉鋪平底部的盤子之上。每一份含有1湯匙的椰子油。

⊙ 份量：6份

馬鈴薯沙拉

材料

- 2磅（約6顆中型）紅馬鈴薯
- 1顆小型洋蔥，剁碎
- ½杯剁碎醃黃瓜
- ¼杯油醋沙拉醬（見前項食譜）
- 1茶匙鹽
- 1/8茶匙胡椒粉
- ½杯椰子美乃滋（見前項食譜）
- 1根中型西洋芹菜莖，剁碎
- 2顆煮熟的蛋，粗略剁碎

做法

- 將馬鈴薯切丁，約½英吋大小，用煮沸的水烹調至變軟，將水倒掉後任其冷卻。用一個大碗將馬鈴薯與其它的材料混合在一起後，加蓋。食用前冷藏一下。每一份含有½湯匙的椰子油。

⊙**份量：4份**

三豆沙拉

材料

- 1罐（16盎司）青豆
- 1罐（16盎司）扁豆
- 1罐（16盎司）紅腰豆
- 1杯剁碎西洋芹菜
- 4根青蔥，切細
- 1杯剁碎燈籠椒（青椒）
- ½剁碎腌黃瓜

- ¾杯油醋沙拉醬
- ½茶匙鹽
- ⅛茶匙黑胡椒

做法

- 將所有的材料放置在一個大碗中攪拌均勻。稍微冷藏後即可食用。每一份含有½湯匙的椰子油。

份量：6份

番茄與雞兒豆（鷹嘴豆）沙拉

材料

- 2顆中型番茄，剁碎
- ½杯細切燈籠椒（青椒）
- ½杯剁碎百慕達或西班牙洋蔥
- 1瓣大蒜，搗碎
- 1罐（16盎司）雞兒豆（鷹嘴豆），瀝乾
- ¼杯剁碎香菜葉

- ½茶匙乾馬郁蘭或牛至
- ¼茶匙鹽
- ⅛茶匙黑胡椒
- ½杯油醋沙拉醬（見前項食譜）

做法

● 將所有的材料在一個大碗中攪拌均勻後，蓋上蓋子，在室溫下靜置至少一個小時。食用前搖晃均勻。每一份含有½湯匙的椰子油。

⊙ **份量：4份**

通心粉沙拉

材料

- ½磅彎曲通心粉
- 1杯切丁西洋芹菜
- ½杯切丁青蔥
- ⅓杯細切燈籠椒（青椒）

- 1杯椰子美乃滋（見前項食譜）
- 2湯匙白醋或檸檬汁
- 2茶匙芥末醬
- 1又½茶匙鹽
- ⅛茶匙黑胡椒

做法

- 根據包裝指示將通心粉煮熟後，瀝乾、冷卻。用一個大碗將冷卻的通心粉與剩下的材料攪拌均勻後，蓋上蓋子，在食用前稍微冷藏。每一份含有2湯匙的椰子油。

⊙份量：4份

變化：

- 加3杯煮熟的雞丁與額外的⅓杯椰子美乃滋。可以當作主菜食用。份量為6份，每份含有大約2湯匙的椰子油。

湯品

蛤蜊巧達濃湯

材料

- ½杯水
- 1瓶（8盎司）蛤蜊汁
- ½杯切碎黃洋蔥
- 4瓣大蒜、剁碎
- 1根西洋芹菜莖，切細
- 2杯切丁馬鈴薯
- 1茶匙鹽
- ⅛茶匙白胡椒粉
- 1罐（14盎司）椰奶
- 1罐（8盎司）切碎或剁碎蛤蜊（不要瀝乾）
- ¼茶匙辣椒粉

做法

- 用一個中型深平底鍋，將水、蛤蜊汁、洋蔥、大蒜、西洋芹菜、馬鈴薯、鹽與胡椒煮到沸騰。轉小火慢燉二十分鐘或直到馬鈴薯變軟。添加椰奶與蛤蜊（連液體一起）。煮約五分鐘直到充分加熱。撒上辣椒粉。每一份含有1湯匙椰子油。你可以很容易就增加這道菜椰子油的含量，就再多添加即可。

⊙ **份量：4份**

奶油蘆筍湯

材料

- 1磅蘆筍，洗過、修整過、並切成1英吋大小
- ½杯切碎西洋芹菜
- ¼杯剁碎洋蔥
- 1杯水
- 1罐（14盎司）椰奶
- 1又¼茶匙鹽

- ⅛茶匙胡椒
- ¼茶匙龍蒿

做法

- 用小火加水燉煮蘆筍、西洋芹菜與洋蔥約二十分鐘或一直到材料變軟。接著添加椰奶，並以調理機，用低速一次一些的將材料打成糊後，倒回鍋內加熱，再加鹽、胡椒與龍蒿，並偶爾攪拌，直到熱為止但是不要沸騰。每一份含有1又⅓茶匙的椰子油。

份量：3份

奶油朝鮮薊湯

材料

- ½杯切碎西洋芹菜
- ¼杯剁碎洋蔥
- 2瓣大蒜
- 2湯匙椰子油

- 2湯匙麵粉
- 1杯水
- 1罐（14盎司）椰奶
- 1罐（14盎司）朝鮮薊心，瀝乾、沖洗
- 1茶匙鹽
- ¼茶匙白胡椒
- ¼茶匙百里香

做法

● 在一個中型深平底鍋，以椰子油小火快炒西洋芹菜、洋蔥與大蒜直到所有的蔬菜變軟為止。將麵粉拌入再煮二分鐘，加水與椰奶後，煮到沸騰。改小火，燉八到十分鐘。以調理機，將一半的前述材料與所有的朝鮮薊心打成糊後，倒回鍋內。把剩下來的材料都加入後加熱，攪拌二到三分鐘。每一份含有2湯匙椰子油。你可以在小火快炒的部分調整椰子油的量，來增加或減少椰子油的含量。

⊙份量：3份

奶油花椰菜湯

材料

- 2杯切碎白花椰菜
- ½杯切碎西洋芹菜
- ½杯切碎的洋蔥
- 1杯水
- 2湯匙奶油
- 2湯匙麵粉
- 1罐（14盎司）椰奶
- 1又¼茶匙鹽
- ⅛茶匙黑胡椒
- ¼茶匙咖哩粉

做法

- 加水，小火炖煮白花椰菜、西洋芹菜與洋蔥二十分鐘或直到蔬菜非常軟為止。以調理機，用低速一次一點的將先前的材料打成糊。以中火在一個深平底鍋將奶油加熱，混入麵粉後煮到淡棕色，其間要經常攪拌。慢慢的加入椰奶，攪拌到細滑。混入白花椰菜糊、鹽、胡椒與咖哩粉，加熱、其間偶爾攪拌，直到熱但是沒有沸騰為止。每一份含有1又⅓湯匙的椰子油。

⊙**份量：3份**

燜煮蔬菜牛肉

椰子油可以很容易的添加到你喜歡的菜餚之中。這道食譜讓你知道那有多簡單。

材料

- ¼杯椰子油
- 1磅牛肉，切成約一口的大小
- ½洋蔥，切碎
- 2根紅蘿蔔，切碎
- 3杯水
- ½杯番茄醬
- 2顆中型馬鈴薯，切碎*

- 1杯青豆
- 1湯匙剁碎香菜葉
- 鹽與胡椒

做法

- 以中火在一個大型的深平底鍋將椰子油加熱。放入牛肉快炒成淡棕色。加入洋蔥與紅蘿蔔，煮到蔬菜變軟為止，其間要經常攪拌。加入水、番茄醬、馬鈴薯與青豆；加蓋後小火燜煮約二十分鐘或一直到馬鈴薯與青豆變軟為止。加入香菜葉、鹽與胡椒，試吃確定口味後，再多煮一分鐘。每一份含有1湯匙的椰子油。你可以在快炒牛肉的時候調整椰子油的量。

份量：4份

*如果需要的是低卡的燜煮蔬菜牛肉，以2杯白花椰菜來替代馬鈴薯。

主菜

雞肉沙拉

材料

- 3杯煮熟的雞丁
- 1杯切丁的西洋芹菜
- ¼杯切碎的百慕達或西班牙洋蔥
- ¼杯切碎的燈籠椒（青椒）
- 2湯匙紅色彩椒
- ¾杯椰子美乃滋（見前項食譜）
- 2湯匙檸檬汁
- ¼茶匙鹽
- ⅛茶匙黑胡椒
- 辣椒粉

做法

● 將除了辣椒粉的所有材料混合在一起，加蓋，食用前稍微冷藏。食用前以辣椒粉裝飾。每一份含有1湯匙的椰子油。

⊙份量：6份

雞蛋沙拉

材料

- 12顆煮熟的蛋，冷卻、初略剁碎
- 1湯匙切碎黃洋蔥
- ½杯切碎西洋芹菜
- 1湯匙切碎荷蘭芹（香菜）
- 1茶匙鹽
- ⅛茶匙黑胡椒
- ⅓杯椰子美乃滋（見前項食譜）

做法

- 將所有的材料混合在一起。攪拌均勻後倒入底部鋪有萵苣葉或番茄切片的容器食用，或作為三明治塗醬。每一份含有¾湯匙的椰子油。

份量：4份

鮪魚沙拉

材料

- 2罐（7盎司）鮪魚，瀝乾、剁塊
- ½杯切碎百慕達洋蔥
- ½顆檸檬汁
- ½杯椰子美乃滋（見前項食譜）
- 2湯匙剁碎香菜葉
- ½茶匙乾蒔蘿（洋茴香）
- 一點鹽
- ⅛茶匙黑胡椒

做法

- 將所有的材料混合在一起。攪拌均勻後倒入底部鋪有萵苣葉或番茄切片的容器食用，或作為三明治塗醬。每一份含有1湯匙的椰子油。

份量：4份

咖哩蝦沙拉

材料

- ■ ⅓杯椰子美乃滋（見前項食譜）
- ■ 3湯匙酸奶油
- ■ 1茶匙咖哩粉
- ■ 1茶匙檸檬汁
- ■ 2根青蔥，切碎
- ■ ⅛茶匙黑胡椒
- ■ 1磅蝦子，煮熟、去殼
- ■ 萵苣葉

做法

● 將除了萵苣葉的所有的材料混合在一起。攪拌均勻後倒入底部鋪有萵苣葉的容器食用。每一份含有¾湯匙的椰子油。

⊙ **份量：4份**

亞洲式雞肉

材料

- ¼杯椰子油
- 1顆中型洋蔥，切碎
- 3瓣大蒜，剁碎
- ½顆燈籠椒（青椒），切碎
- ½顆綠花椰菜，切片
- 1磅雞肉，切成一口的大小
- 8盎司洋菇，切片
- 2杯豆芽菜
- 1茶匙研磨過的薑
- 1茶匙鹽
- 3湯匙玉米澱粉
- 1又½杯雞湯或水
- ¼杯醬油（tamari——不含小麥）
- ½杯杏仁切片，烤過

做法

● 用一個大型的長柄平底煎鍋，以中火將椰子油加熱。加入洋蔥、大蒜、青椒與綠花椰菜，快炒到蔬菜變軟。加入雞肉、洋菇、豆芽菜、薑與鹽；加蓋，繼續煮三分鐘，其間偶爾攪拌。將玉米澱粉混入雞湯中，再倒進平底煎鍋，煮到濃稠與起泡。將鍋子從爐子移開，拌入醬油。食用時撒上烤過的杏仁切片。每一份含有1湯匙的椰子油。

⊙ **份量：4份**

椰子雞肉醬汁燜綠花椰菜

材料

■ 1顆大的綠花椰菜，分成一小株狀（約4杯）
■ ½杯切碎青椒
■ ½顆中型洋蔥，切碎（約½杯）
■ ¼杯椰子油
■ ¼杯麵粉
■ 1茶匙鹽

- ¼茶匙胡椒
- 1罐（14盎司）椰奶
- 1杯水或雞湯
- 1罐（4盎司）碎洋菇，瀝乾
- 3杯剁碎煮熟雞肉

做法

- 以蒸籠將綠花椰菜煮熟。在蒸綠花椰菜的時候，以中火用椰子油快炒青椒與洋蔥五分鐘後，將鍋子從火源移開。加入麵粉、鹽與胡椒。調至小火，將鍋子放回加熱，煮到所有的蔬菜變軟為止，其間偶爾攪拌；再將鍋子從火源移開。拌入椰奶、水、洋菇與雞肉後，加熱至沸騰，其間經常攪拌；轉小火，燜煮約十分鐘，直到醬汁變濃稠為止。將綠花椰菜置於其上食用。每一份含有1湯匙的椰子油。

⊙ 份量：4份

椰子奶油醬鮭魚

材料

- 1罐（14盎司）椰奶
- 1湯匙玉米澱粉
- 1茶匙咖哩粉
- ⅛茶匙鹽
- ⅛茶匙白胡椒
- 1至1又½磅鮭魚排，去皮
- ½杯切碎番茄
- ¼杯切碎新鮮香菜葉

做法

- 將烤箱預熱至華氏三百五十度（攝氏一百七十七度）。將椰奶、玉米澱粉、咖哩粉、鹽與胡椒混合攪拌在一個燉鍋之中。加入鮭魚，加蓋，烤一個小時。鮭魚食用時，配燉鍋中的咖哩醬，並於鮭魚上放置番茄與香菜葉。咖哩醬很適合淋在如綠花椰菜、青豆、或豌豆等蔬菜上，作為鮭魚旁的小菜。每一份含有1湯匙的椰子油。如果需要，可以加更多的油。

⊙份量：4份

椰奶菲力比目魚排

材料

- ¼杯椰子油
- 1顆洋蔥，切碎
- 1顆燈籠椒（青椒），切碎
- 2杯切碎的白花椰菜
- 5瓣大蒜，剁碎
- 4片比目魚排*
- 1茶匙玉米澱粉
- 1茶匙印度綜合香料（garam masala）**
- 1罐（14盎司）椰奶
- 鹽與胡椒

做法

- 在長柄平底煎鍋中將椰子油加熱。加入洋蔥、胡椒、白花椰菜與大蒜，快炒至蔬菜變軟。將蔬菜移到平底煎鍋的一邊，放入比目魚。將玉米澱粉與印度綜合香料拌入椰奶中，然後加入平底煎鍋。加蓋並燉煮約十分鐘。加鹽與胡椒並試吃確定口味。每一份含有2湯匙的椰子油。

⊙ **份量：4份**

*在這個食譜中，你可以使用任何的白魚來替代。

**印度綜合香料（garam masala）是印度菜中常見的一種混合香料，類似於咖哩粉。在大部分雜貨店的香料區都有販售。如果你手上沒有印度綜合香料，你可以用咖哩粉來取代。

泰式蝦麵

材料

- 8到10盎司的麵或米粉
- ¼杯椰子油
- 1顆洋蔥，切碎
- 1顆青椒，切碎

- 1顆綠花椰菜，切碎
- 1茶匙青咖哩醬*
- ½磅蝦子，去殼、去尾
- ¼杯魚醬*
- 鹽

做法

- 將麵或米粉根據包裝指示煮熟，瀝乾後靜置一旁。將椰子油在一個長柄平底煎鍋加熱，加入洋蔥、青椒與綠花椰菜，燉煮至蔬菜變軟為止。加入青咖哩醬與蝦子，再繼續煮五分鐘或一直到蝦子煮熟為止。加入魚醬，將鍋子從火源移開，再將麵或米粉拌入。加鹽並試吃確定口味。每一份含有1湯匙的椰子油。

⊙份量：4份

*青咖哩醬與魚醬是泰國菜中很常使用的調味料。你可以在雜貨店的亞洲區找到。

甜點

全麥椰子布朗尼蛋糕

材料

- ½杯液態椰子油
- 2顆蛋
- 1杯糖
- 1茶匙香草精
- ¾杯全麥麵粉
- ⅓杯可可粉
- ½茶匙發粉
- ¼茶匙鹽
- ½杯美洲薄殼胡桃，剁碎
- 1杯切碎或切薄的椰子

做法

● 將烤箱預熱至華氏三百五十度（攝氏一百七十七度）。將不熱的液態椰子油與蛋攪拌在一起，再混入糖與香草精後靜置一旁。在另一個碗中將麵粉、可可粉、發粉與鹽攪拌在一起。將濕的與乾的材料混合在一起後，拌入美洲薄殼胡桃。將所製成的麵糊倒入一個用油潤滑過的8×8×2英吋的烤盤中，撒上椰子後，烤三十到三十五分鐘。冷卻到室溫之後，將之切成十六個方塊狀。每一塊含有½湯匙的椰子油。

⊙ **份量：16塊**

椰子餅乾

材料

- 3杯麵粉
- 1又½杯研磨或切碎的椰子
- 1又½茶匙發粉
- 1茶匙鹽
- 1又¼杯液態椰子油
- 3顆蛋

- 1又½杯糖
- 1又½茶匙杏仁精

做法

- 將烤箱預熱至華氏三百七十五度（攝氏一百九十一度）。將麵粉、椰子、發粉與鹽混合在一起後靜置一旁。將不熱的液態椰子油、蛋、糖與杏仁精攪拌在一起。將濕的與乾的材料混合在一起，再把所製成的溼麵團揉成1又½英吋球狀後，以相隔2英吋的距離放置到沒有潤滑過的餅乾盤上。將麵團球壓平成約½英吋厚，置於烤箱中烤十二到十五分鐘，直到成為淡棕褐色。移至網架上冷卻。每一塊餅乾含有½湯匙的椰子油。

⊙ **份量：36到40塊餅乾**

椰子燕麥餅乾

材料

- 1杯紅糖
- ½杯液態椰子油

- 2顆蛋
- ½茶匙香草精
- 1又½杯麵粉
- 1杯燕麥
- ½杯切碎或切薄的椰子
- ½茶匙發粉
- ½茶匙肉桂
- ¼茶匙鹽
- ½杯剁碎胡桃

做法

- 將烤箱預熱至華氏三百七十五度（攝氏一百九十一度）。將糖、不熱的液態椰子油、蛋與香草精混合在一起。在另一個碗中，將麵粉、燕麥、椰子、發粉、肉桂與鹽混合在一起後，攪拌入濕的材料中，再拌入胡桃。把所製成的溼麵團揉成1又½英吋球狀後，以相隔2英吋的距離放置到沒有潤滑過的餅乾盤上，再將麵團球稍微壓平。置於烤箱中烤十五分鐘。每一塊餅乾含有⅓湯匙的椰子油。

⊙份量：24塊餅乾

全麥椰子餅乾

材料

- 2又⅓杯全麥麵粉
- 1又⅔杯糖
- 1又¼茶匙發粉
- 1茶匙小蘇打
- 1茶匙鹽
- 1杯液態椰子油
- 2顆蛋
- 2根成熟香蕉，壓碎
- 2茶匙檸檬汁
- ¾杯剁碎胡桃
- 1杯切碎的椰子

做法

- 將烤箱預熱至華氏三百七十五度（攝氏一百九十一度）。將一個13×9×2英吋的烤盤用油潤滑過後，撒上一層麵粉。將麵粉、糖、發粉、小蘇打與鹽攪拌混合在一個大碗中。加入不熱的液態椰子油、蛋、香蕉與檸檬汁後，攪拌到麵粉全部潮濕為止後，用力揉打二分鐘。拌入胡桃後，再撒上椰子。置於烤箱中烤三十五分鐘或一直到刀子插入中心部位拔出後是乾淨的為止。在盤中冷卻十分鐘，切成十六片。每一片含有1湯匙的椰子油。

⊙份量：16片

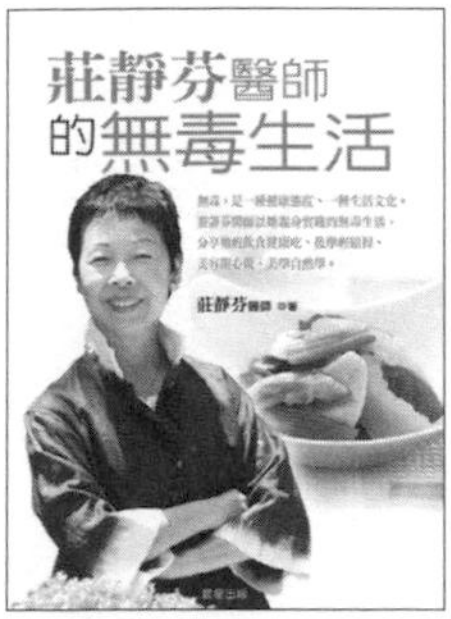

《莊靜芬醫師的無毒生活》

莊靜芬◎著
定價：320 元

無毒，是一種健康態度、一種生活文化。

莊靜芬醫師以她親身實踐的無毒生活，
分享她的飲食健康吃、按摩輕鬆捏、
美容開心做、美學自然學。

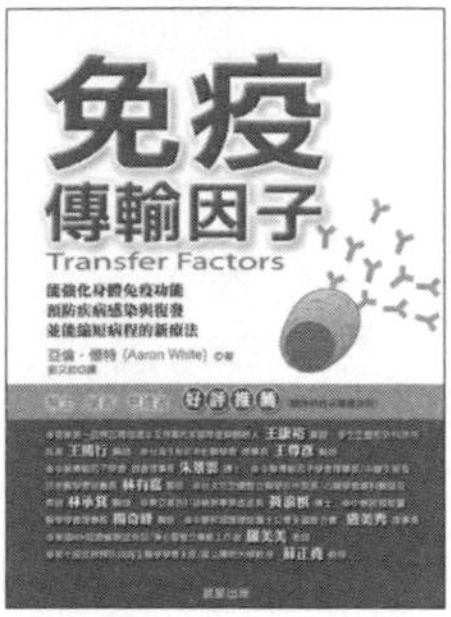

《免疫傳輸因子》

亞倫．懷特◎著　劉又菘◎譯
定價：280 元

一般營養素，能增加體內作戰部隊的士兵數量。
而傳輸因子，確能完整提供關於敵營戰況與佈署的機密情報！

傳輸因子是一種免疫訊息分子，能教育、提升並修復平衡人體的免疫系統，具有恢復人體免疫智慧，讓失衡、錯亂的免疫系統回復原有的敵我辨識與正確防禦的能力。

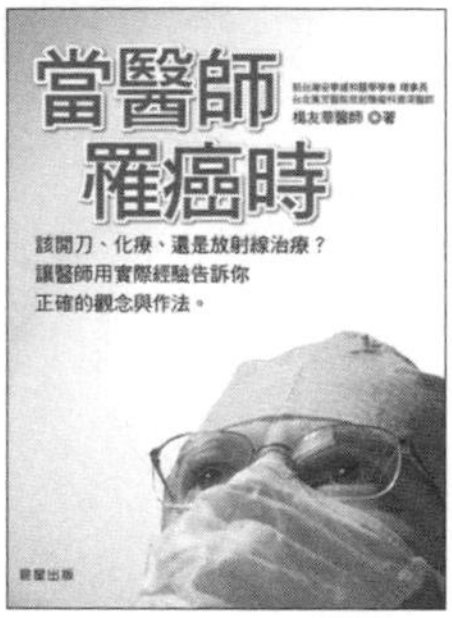

《當醫生罹癌時》

楊友華◎著
定價：250 元

該開刀、化療、還是放射線？
讓醫師用實際經驗告訴你正確的觀念與作法。

醫生不只醫病，也會被醫！這是本病人和醫生都受用的癌症指引書。 母親死於乳癌，身為癌末病人家屬的楊友華醫師，深知癌症患者求診時的不安，並以醫療人員的角度提供懇切的叮嚀。

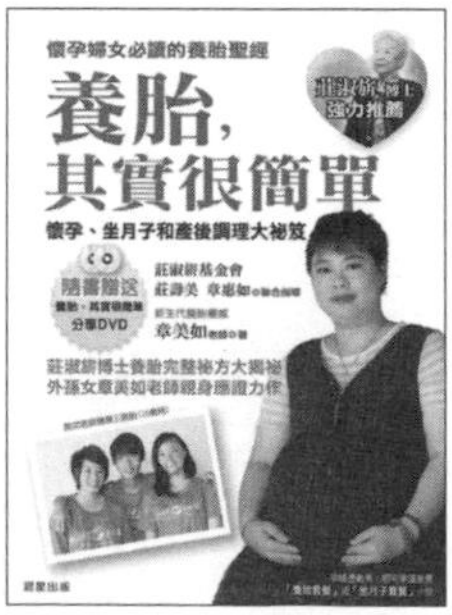

《養胎，其實很簡單》

章美如◎著
定價：290 元

懷孕、坐月子及產後調理大秘笈
懷孕婦女必讀的養胎聖經

享譽中、日的防癌之母莊淑旂博士之外孫女、養胎達人章美如老師生三胞胎，親身體驗獨特又有效的「莊淑旂博士養胎及坐月子方法」，得到驚人的印證，體質得到改善。因此章美如老師特將整套完整的養胎法訴諸文字與圖片，與所有讀者分享神奇的養胎法。

健康與飲食

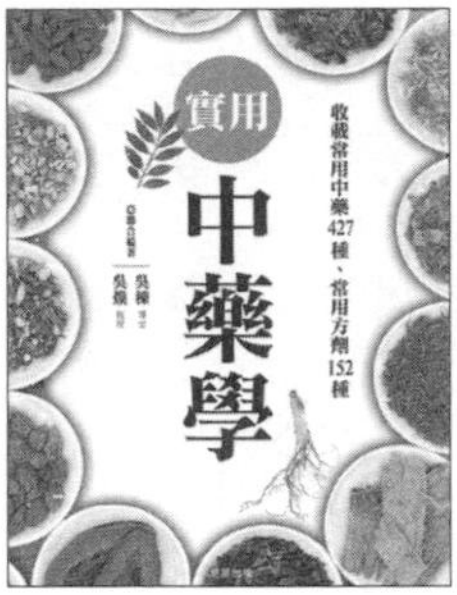

《實用中藥學：詳細介紹427種藥材、藥方與152種常備用藥》

吳棟／吳煥 ◎著
定價：599元

中藥來自天然，一般毒副作用較少

中醫在國際醫學研究上愈來愈受到重視，且深受使用者青睞。近年來隨著難治病譜的改變，健康觀念的擴充，醫學模式發生了重大的變革，醫學的目的由防病治病轉向維護健康，自我保健及治未病等。

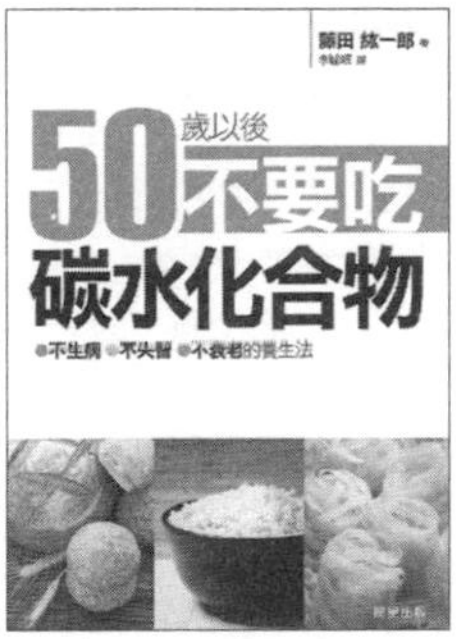

《50歲以後，不要吃碳水化合物：不生病、不失智、不衰老的養生法》

藤田紘一郎◎著　李毓昭◎譯
定價：250 元

日本熱銷 15 萬本！
因諾貝爾獎備受關注的「端粒」，你一定要知道的 65 種飲食法！

50 歲開始改變飲食方式，就能健康活到 125 歲。 隨著年齡的增長懂得身體的需求，才是養生之王道。 因應食安問題，本書強調並提供各種天然食物的選法、作法、吃法，可靠又健康。

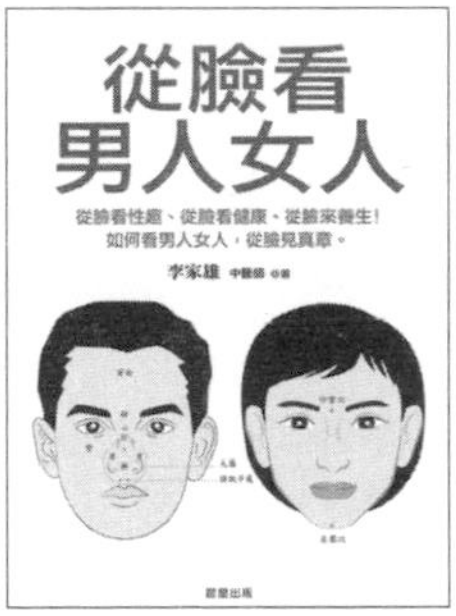

《從臉看男人女人》

李家雄◎著
定價：350 元

從臉看性趣、從臉看健康、從臉來養生！
如何看男人女人，從臉見眞章。

本書以中國醫學《黃帝內經》爲基礎，融合筆者豐富的臨床實務，臉上聚焦，體會五官在動靜之間的奧妙。

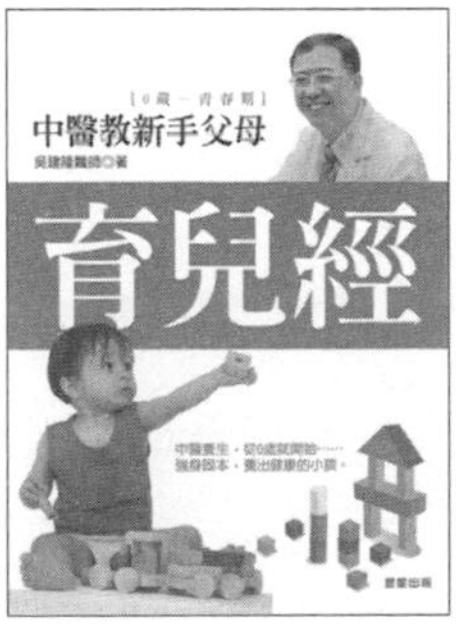

《中醫教新手父母育兒經》

吳建隆◎著
定價：280 元

生得好，也要養得好
——中醫全方位打造孩子健康的好體質

本書集結作者多年在內兒科看診的中醫經驗，針對孩童從出生到青春期各階段可能遇到的照顧問題，提供新手父母全方位的衛教知識，並用溫和、少副作用的中醫穴道按摩與食療來促進孩子的體內健康，讓孩子從小頭好壯壯，打好「登大人」的良好基底。

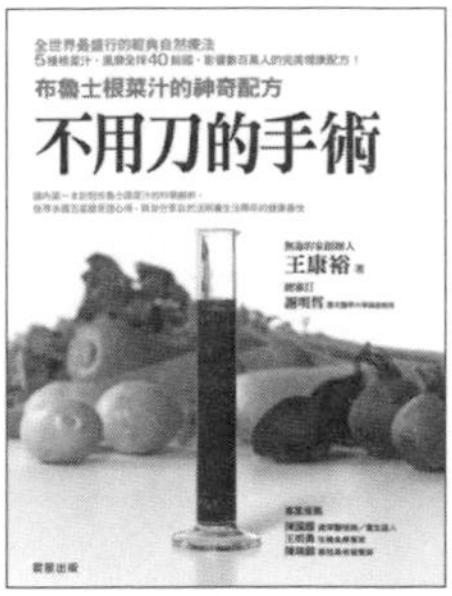

《不用刀的手術》

王康裕◎著／定價：250元

全世界盛行最久、銷路最廣的經典自然療法

5種根菜汁，風靡全球40餘國，影響數百萬人
提升免疫自癒力．避免代謝障礙．有效排除毒素．回復身體平衡。

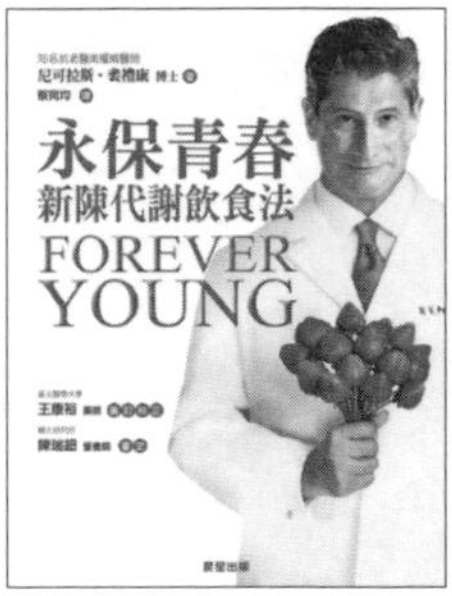

《永保青春：新陳代謝飲食法》

尼可拉斯．裴禮康◎著　蔡宛均◎譯／定價：350元

抗老化保養權威裴禮康博士告訴你：永保青春的秘訣！

「新陳代謝飲食法」可以抵制發炎基因、延長細胞生命、延緩老化、減少皺紋、恢復人體青春活力。本書收錄各種一定要攝取的抗老化超級食物。

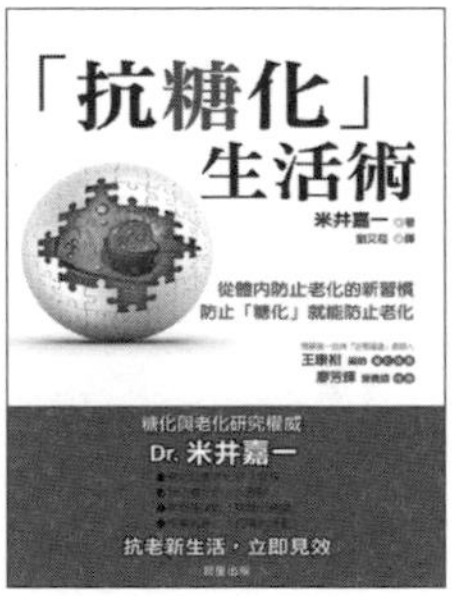

《「抗糖化」生活術》

米井嘉一◎著　劉又菘◎譯／定價：250元

從體內防止老化的新習慣，防止「糖化」就能防止老化！

．糖化就是老化的9堂課
．預防糖化的6大原則
．健康美味的「抗糖化食譜」
．簡單有效的「抗糖化運動」
抗老新生活，立即見效！

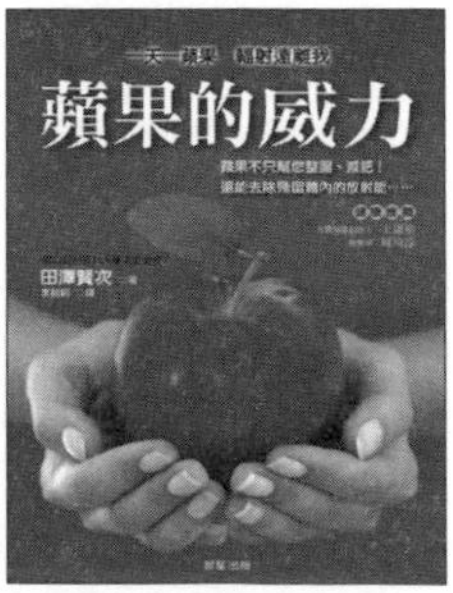

《蘋果的威力》

田澤賢次◎著　李毓昭◎譯／定價：250元

吃蘋果不只幫您整腸、減肥！
還能去除殘留體內的放射能

排出體內的放射性物質、抑制腐敗菌、具整腸作用、可減緩抗癌症劑的副作用、預防高血壓、高血糖並可降低膽固醇、提升人體自然免疫力。

健康與飲食

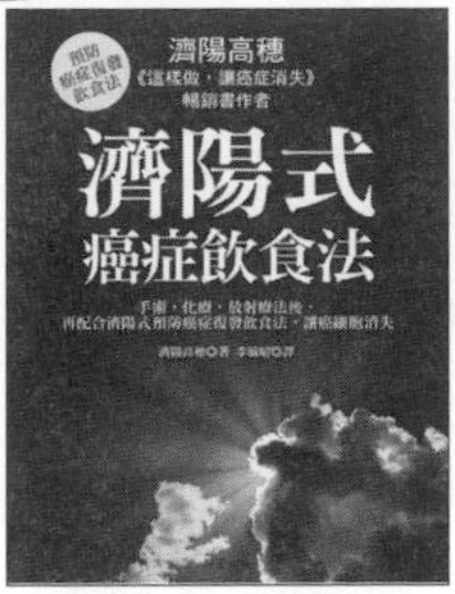

《濟陽式癌症飲食法》

濟陽高穗◎著　李毓昭◎譯／定價：250元

癌症復發是每位癌症患者的惡夢！

要如何預防復發，除了以手術、抗癌劑、放射線治療來削弱癌腫的氣勢之外，濟陽式癌症飲食8原則，不僅能改善體質，提高免疫，更能預防癌症復發，由身體內、外一起殲滅癌腫的治療方式，經證實成效高達61.5%。

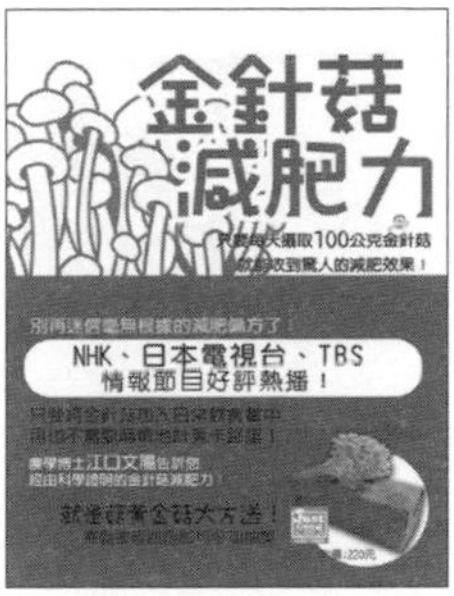

《金針菇減肥力》

江口文陽◎著　蕭雲菁◎譯／定價：250元

每天攝取100公克金針菇能收到驚人的減肥效果！

不只讓您瘦、更讓你健康！金針菇素可幫助清潔血液、加強免疫力、預防高血壓、降低血糖值、幫助排便、清除內臟脂肪，推薦給想要減肥或者是改善健康的現代人！

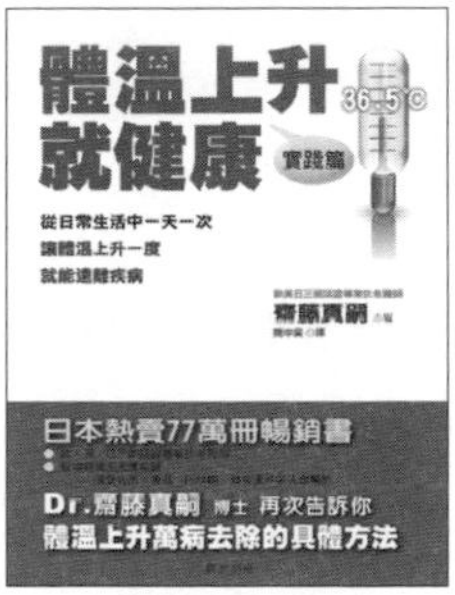

《體溫上升就健康【實踐篇】》

齋藤眞嗣◎著　簡中昊◎譯／定價：280元

一天一次，讓體溫上升一度，就能遠離疾病！

歐美日專業抗老醫師齋藤眞嗣在本書中提供了許多日常生活就能幫助維持良好體溫的方式，透過小小的改變就能幫助你與家人的身體越來越健康、不容易生病。

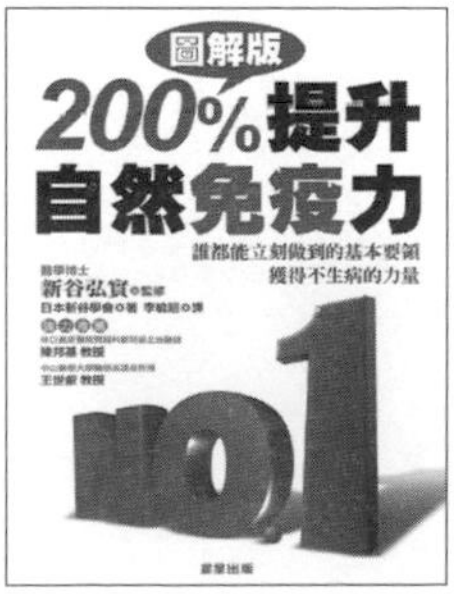

《200%提升自然免疫力【圖解版】》

新谷弘實、日本新谷學會◎著　李毓昭◎譯／定價：250元

想要提升自然免疫力，利用酵素是第一選擇！

美日首屈一指的胃腸內視鏡外科醫師・新谷弘實博士，再次暢談健康長壽的秘訣：只要提升自然免疫力、過著不浪費酵素的生活，就可以隨時保持青春活力。

國家圖書館出版品預行編目資料

椰子油的妙用 / 布魯斯・菲佛（Bruce Fife）著 ; 王耀慶譯 .
-- 初版 . -- 臺中市 : 晨星 , 2014.10
面 ;　公分 . --（健康與飲食 ; 83）
譯自：The coconut oil miracle

ISBN 978-986-177-911-9（平裝）

1. 椰子油 2. 健康飲食

411.3　　103014587

健康與飲食 83

椰子油的妙用

作者　布魯斯・菲佛（Bruce Fife）
譯者　王耀慶
主編　莊雅琦
編輯　吳怡蓁
網路編輯　張德芳
美術排版　曾麗香
封面設計　陳其煇

創辦人　陳銘民
發行所　晨星出版有限公司
台中市 407 工業區 30 路 1 號
TEL:（04）23595820　FAX:（04）23550581
E-mail:health119@morningstar.com.tw
http://www.morningstar.com.tw
行政院新聞局局版台業字第 2500 號
法律顧問　陳思成 律師
初版　西元 2014 年 10 月 30 日
西元 2017 年 10 月 18 日（七刷）
郵政劃撥　22326758（晨星出版有限公司）
讀者服務專線　04-23595819#230

印刷　上好印刷股份有限公司

定價 290 元
ISBN 978-986-177-911-9

◆讀者回函卡◆

以下資料或許太過繁瑣，但卻是我們瞭解您的唯一途徑

誠摯期待能與您在下一本書中相逢，讓我們一起從閱讀中尋找樂趣吧！

姓名：＿＿＿＿＿＿＿＿＿　性別：□男　□女　生日：　/　/

教育程度：□小學　□國中　□高中職　□專科　□大學　□碩士　□博士

職業：□學生　□軍公教　□上班族　□家管　□從商　□其他＿＿＿＿＿＿＿＿＿

月收入：□3萬以下　□4萬左右　□5萬左右　□6萬以上

E-mail：＿＿＿＿＿＿＿＿＿＿＿＿＿＿＿　聯絡電話：＿＿＿＿＿＿＿＿＿

聯絡地址：□□□＿＿＿＿＿＿＿＿＿＿＿＿＿＿＿＿＿＿＿＿＿＿＿＿＿＿

購買書名： 椰子油的妙用

・**請問您是從何處得知此書？**

□書店　□報章雜誌　□電台　□晨星網路書店　□晨星健康養生網　□其他＿＿＿＿＿

・**促使您購買此書的原因？**

□封面設計　□欣賞主題　□價格合理　□親友推薦　□內容有趣　□其他＿＿＿＿＿

・**看完此書後，您的感想是？**

・**若舉辦講座，您對什麼主題有興趣？**

□腸道淨化　□養生飲食　□養生運動　□疾病剖析　□親子教養　□其他

・**「晨星健康養生網」（網址http://health.morningstar.com.tw/）為會員提供多項服務，請問您使用過哪些呢？**

□會員好康（書籍、產品優惠）　□駐站醫師諮詢　□會員電子報　□尚未加入會員

以上問題想必耗去您不少心力，爲免這份心血白費，

請將此回函郵寄回本社，或傳眞至（04）2359-7123，您的意見是我們改進的動力！

晨星出版有限公司 編輯群，感謝您！

請填妥後對折裝訂，直接投郵即可，免貼郵票。

廣告回函
台灣中區郵政管理局
登記證第267號
免貼郵票

407
台中市工業區30路1號

晨星出版有限公司

請沿虛線摺下裝訂，謝謝！